Amie lectrice, ami lecteur,

Après une réunion du bureau médical du sanctuaire Notre-Dame-du-Laus dans les Hautes-Alpes, je passe devant cette statue de saint Antoine de Padoue avec l'enfant Jésus dans ses bras. Devant cette expression de tendresse et de pureté, l'émotion me gagne.

Dans ce monde malade et gangréné par les fausses valeurs, l'appel évangélique du Christ est plus urgent que jamais, tout particulièrement lorsqu'Il nous invite : « Venez à mon école, je suis tendre et humble de cœur ». De fait, ce que les écoles des grands intellectuels ne peuvent pas faire, l'intelligence du cœur le peut…

Qui de toi, de moi et de tant de gens ne souhaiteraient pas recevoir et vivre l'expérience de cette profonde tendresse qui souvent nous a manqué dans l'enfance ou plus tard dans notre vie personnelle ? Par elle, la personne humaine retrouve son identité profonde et sa dignité d'enfant de Dieu…

Avant de lire ce livre, je te confie ce court texte qui se trouvait dans une petite église belge située à Tancrémont dans la province de Liège :

Qui que tu sois,
quel que soit ton passé,
quel que soit ton présent,
sache que le Seigneur
t'attend ici, les bras ouverts.

Prêt à t'attirer vers Lui
et à t'accueillir.

Disposé aussi à combler
ton cœur d'une Vie nouvelle
qui te donnera
du tonus spirituel
et une présence intérieure à travers laquelle
Il se révélera à toi
dans une rencontre
d'infinie tendresse !

Alors, amie lectrice, ami lecteur, lorsque tu te sens perdu dans ta vie, incompris, abandonné ou méprisé, n'hésite pas à entrer dans une église (aussi délaissée soit-elle), à faire silence et à rentrer en toi-même. Tu percevras le cri vibrant d'amour de celui qui sur sa croix victorieuse, a pardonné aux hommes leur folie destructrice, celui qui par sa puissance d'amour a vaincu le mal. Oui, laisse-toi bercer par les battements du cœur du Fils de Dieu et tu seras sur le chemin de la paix, de la joie et de la guérison. Tu deviendras naturellement surnaturel !

Béni sois-tu, bénie soit la Vie !

Je laisse maintenant à ton imagination le soin de découvrir le pourquoi de cette couverture…

De l'aiguille au cœur de mes patients

Pio-François de Leuze

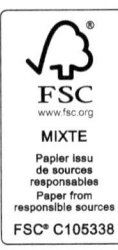

Dépôt légal : novembre 2009
réédition : mars 2016
ISBN : 978-2-81060-500-2
Éditeur : BoD - Books on Demand
12/14 rond-point des Champs-Élysées - 75008 Paris - France

Je dédie ce livre à mes patients,
à ceux qui souffrent dans leur corps,
dans leur cœur et dans leur esprit ;
je le dédie à tous ceux qui tombent dans le désespoir
et la solitude suite aux blessures de la vie ;
je le dédie tout spécialement aux enfants du divorce
et à mon propre fils ;
enfin je le dédie à mes consœurs et confrères
soucieux de dépasser la prescription symptomatique
de boîtes de médicaments et désireux d'aller
au-delà d'un acte médical qui se résumerait
strictement à des gestes de haute technicité.

Préface

L'accueil et l'écoute des récits des patients dans leurs démarches successives et variées pour soulager leurs problèmes, leurs maladies et leurs souffrances m'ont permis tout au long d'une vingtaine d'années de pratique d'élargir l'horizon de ma perception et de mon analyse de la santé. Le *« il paraît que chez vous, on peut tout vous raconter »* ou *« mon amie m'a dit que je devais tout vous dire »* laisse supposer que les patients ne livrent qu'une bien petite partie du monde qui les habite et les préoccupe lorsqu'ils consultent un médecin. Or je suis curieux, je veux savoir, connaître, comprendre.

Ainsi, malgré une forte appréhension, j'ai accompagné un patient, Patrick, à une séance d'auriculothérapie chez un Heilpraktiker (naturopathe) qui exerçait en Allemagne à cent vingt kilomètres de chez moi. Depuis, grâce à ce patient, cette technique est devenue incontournable dans ma pratique médicale. Cette acupuncture auriculaire m'a fait découvrir et approcher le fabuleux cerveau limbique.

Par le biais de petites aiguilles implantées dans l'oreille, cette partie passionnante du système nerveux central allait bien souvent libérer ce qu'un malade peut porter douloureusement en son cœur. Ainsi de mon cœur à l'aiguille et de l'aiguille au cœur de mes patients, il n'y a qu'un tour. Ce cycle vaut bien un témoignage écrit en vue d'apporter une aide supplémentaire aux malades et aux médecins en recherche d'une médecine simple, précise, particulièrement efficace, souvent rapide et qui intègre remarquablement la dimension affective et émotionnelle d'un être humain.

Prologue

Cinquante à soixante mille milliards de cellules composent notre corps. Chacune d'entre elles peut faire des dizaines de milliers de réactions chimiques par minute. Les nombreux systèmes enzymatiques permettent à ces processus de se dérouler à une température de 37°C.

Dix mille milliards de ces cellules composent la globalité de notre système nerveux. Celui-ci a sous sa responsabilité la gestion du prodigieux navire que nous sommes chacun. Aux commandes : le cerveau. Il nous appartient tout autant que nous lui appartenons, car notre inconscient échappe à notre volonté. Pendant que nous dormons tout fonctionne sans que nous n'ayons à nous soucier de quoi que ce soit. Dès lors, la pensée n'est qu'une partie de ce que notre cerveau est capable de produire et de contrôler, avec une précision remarquable, et ce, de la tête aux pieds. D'ailleurs, il a tellement de choses à gérer qu'à lui tout seul, il consomme vingt-cinq pour cent de l'oxygène que nous respirons.

Notre cerveau, c'est une multitude de circuits nerveux, de réseaux électroniques. Il fait de nouvelles connexions en permanence ! On estime qu'une seule de ces cellules nerveuses, qu'on appelle aussi neurones, peut faire jusqu'à cent mille connexions avec ses semblables… Il y a cent milliards de neurones… À côté de ceux-ci se trouvent une multitude de cellules qui ont notamment un rôle de soutien. Dans un millimètre cube de matière cérébrale, il pourrait y avoir jusqu'à six cents millions de connexions. Toute cette connectique intracérébrale se met déjà en place *in utero* avec une potentialité et une précision tout à fait époustouflantes. Et jusqu'au dernier instant de notre vie, notre cerveau restera capable de créer de nouvelles connexions.

Comme ses cent milliards de neurones, l'homme passe son temps à « connecter » avec le monde, par la poste, le téléphone, le net, la route, le chemin de fer, la mer, les airs, les ondes, etc., mais aussi tout simplement avec ses proches, sa famille, ses amis, ses collègues de travail ou autres. Tout cela constitue de vastes réseaux d'échanges et d'interactions. Chaque fois, les processus de connexion impliquent tout un travail de découverte, car pour se connecter à quelque chose ou quelqu'un, il est nécessaire de partager un site de reconnaissance mutuelle, une zone d'échange plus ou moins large.

Quand je vois la vie, j'ai ce rêve permanent d'un monde meilleur où les femmes et les hommes, les enfants et les vieux pourront vivre avec un cerveau épanoui et joyeux. Aucun système politique, ni aucun médicament, ne pourra réellement fournir ce bonheur qui dépend avant tout de chacun d'entre nous. L'océan est formé de gouttes d'eau qui sont chacune imprégnées de son énergie. Ma vie au sein de la communauté humaine est pareille à cette petite goutte d'eau, et je suis heureux de vivre l'expérience de la vie terrestre. Comme chacun, j'ai le pouvoir de m'élever spirituellement ou de laisser mon esprit se disloquer. Cette totale liberté ouvre la porte à la Vie ou à la dégradation de celle-ci.

Et si l'on porte notre regard un peu plus loin, la plus belle des connexions que les hommes et leurs neurones puissent faire, n'est-ce pas celle de la fraternité, celle de l'amour ? Oui, la fraternité, c'est avant tout un processus de reconnaissance d'un être, au-delà de toutes les apparences ; c'est un don gratuit venant du « cœur », une vibration de tendresse, un élan de joie et d'accueil d'une personne telle qu'elle est. Ce type de connexion est complexe, et l'encombrement intellectuel ou matériel dont nous souffrons actuellement le rend peu accessible, car il exige de la gratuité et de la spontanéité. Serait-il pour autant utopique d'espérer que la fraternité soit plus présente dans le regard des médecins et des infirmières sur les malades ? J'ai une immense admiration pour le travail remarquable réalisé notamment dans les blocs opératoires pour sauvegarder la vie, mais une vie sans fraternité est triste et décevante. Aussi, celle-ci a vraiment toute sa place à l'hôpital, et je remercie ici le professeur Romain Vanwijck, professeur de chirurgie plastique à Bruxelles avec qui j'ai eu le plaisir de travailler pendant deux ans, de m'avoir appris à respecter le patient, par exemple en allant déjà le saluer gentiment sur la table d'opération avant qu'il ne soit anesthésié. Puissent les jeunes médecins retrouver cette dynamique d'une relation chaleureuse avec leurs malades car leur santé physique dépend de leur santé morale ; ajouter de la vie à leurs jours, c'est déjà ajouter des jours à leur vie. Cela commence dans le cabinet médical.

Alors, à quarante-neuf ans, je regarde passer les trains avec le même émerveillement qu'à l'âge de sept ou huit ans. L'habitude de les emprunter n'a rien enlevé à mon enthousiasme et je les admire toujours autant. Pourtant, même si j'ai des modèles réduits du TGV, du Concorde et de F1 dans mon bureau de consultations, il n'empêche que ces machines remarquables, ultra-sophistiquées, fruits du génie cérébral, ne sont que de pâles réalisations face à la complexité de l'organisme humain.

Le cerveau est probablement la plus extraordinaire invention dans l'univers !

Voilà donc, en quelques mots, le pourquoi de cet ouvrage. Au travers de quelques explications basiques et de réflexions sur les mondes intérieur et extérieur du patient, j'ai voulu partager le fruit de mon expérience dans laquelle l'auriculothérapie tient une place essentielle pour aider et soulager les patients via le cerveau humain !

Introduction

Lorsque j'ai découvert l'acupuncture auriculaire, appelée également « auriculothérapie », j'aurais voulu clamer sur tous les toits : c'est génial. Très vite j'ai compris que si les Français effectuaient trois à cinq séances d'acupuncture auriculaire par an, le pourcentage annuel de dépressions, d'agressions, de suicides et de meurtres diminuerait sensiblement. Après quelque quarante mille consultations, j'en suis d'autant plus convaincu. Mais voilà, chacun défend sa petite chapelle, et malgré un certain nombre de livres sur le sujet, la diffusion de cette merveilleuse technique reste insuffisante. Les écoles sont divisées et comme partout, il existe des charlatans en la matière.

Excellent complément non seulement de l'acupuncture chinoise, mais aussi de toutes les thérapies conventionnelles, l'acupuncture auriculaire se révèle régulièrement plus efficace et d'une action plus durable que sa grande sœur orientale âgée de plusieurs millénaires. Le docteur Paul Nogier de Lyon laisse à la France et au monde entier une technique remarquable dans l'aide thérapeutique en faveur du cerveau et de la santé. Cet homme est un grand pilier dans la découverte de l'acu-

puncture auriculaire. N'ayons pas peur de parler d'une
« **acupuncture française** » par analogie avec l'acupuncture chinoise qui, elle, est plus périphérique, plus somatique. Ces deux techniques combinées permettront aux
thérapeutes de demain d'avoir plus d'un tour dans leur
sac ! La magie de l'aiguille d'acupuncture tient pour
une part au moins de pouvoir agir sur les neurones
pour autant, bien entendu, qu'elle soit tenue par des
doigts exercés, guidés par une sensibilité intuitive et par
la connaissance.

J'ai commencé à étudier l'auriculothérapie à une
période de ma vie où j'écrivais un livre retraçant, entre
autres, une histoire d'amour vécue sur les bords de la
Bérézina, à l'endroit même où Napoléon laissa sa gloire.
Mes écrits furent interrompus par la rédaction de mon
mémoire de fin de formation, intitulé : *De la médecine
générale à l'acupuncture auriculaire via l'hypnose éricso-
nienne, ou l'histoire d'une découverte : la puissance du cerveau limbique.*

Et tout naturellement, après plusieurs années de pratique, plutôt que de raconter les fantaisies et les détours
de ma vie agitée et intense, j'ai choisi de transmettre le
fruit d'une partie clé de mon expérience médicale.
Lorsqu'un patient vous dit : *de toute façon, quand on voit
ta tête, on est déjà à moitié guéri*, cela mérite réflexion. J'ai
toujours eu envie de faire rire mes patients, de leur
rendre de l'enthousiasme. Il m'arrivait par exemple de
m'asseoir moi-même dans ma propre salle d'attente
parmi ces malades qui m'attendaient patiemment et de
m'exclamer : *le suivant, c'est moi, c'est à mon tour*, ou
encore, selon leurs propres commentaires, en regardant ma montre avec agacement : *qu'est-ce qu'il fout le
docteur, il est encore en retard, c'est sans doute une belle*

jeune fille, ça traîne. Cela décrispait toujours l'atmosphère…

À l'heure actuelle, trois erreurs considérables ternissent la pratique médicale courante. **La première** consiste à travailler trop souvent sur le corps humain comme s'il s'agissait d'un assemblage d'organes et non d'une entité en constante interaction avec le milieu extérieur via les organes des sens notamment. La haute technicité de la science, aussi remarquable soit-elle, ne doit pas faire perdre de vue que nous soignons des êtres humains et non des objets. Personne ne sait jusqu'où va la sensibilité de ce super-organe électronique qu'est le cerveau. Sans compter que chacune de nos cellules intègre toutes les lois de la physique et de la chimie, ce qui pose clairement la question des répercussions de l'environnement sur le fonctionnement cellulaire, chaque réalité du monde l'influençant de près ou de loin.

La deuxième erreur médicale de taille est la déshumanisation de la médecine en milieu spécialisé. Or, l'équilibre physiologique de l'organisme, c'est-à-dire la santé, est profondément influencé par le système nerveux et par le cerveau limbique plus précisément. Ce dernier, malheureusement encore trop méconnu, est en quelque sorte un deuxième cerveau. Il agit sur tous les systèmes du corps, sur tous les organes et sur un grand nombre de circuits nerveux. Il est le cerveau de l'affectif, de l'émotionnel et de la motivation. Faire fi de la sensibilité et de la dimension humaine peut donc avoir des répercussions néfastes, voire catastrophiques sur les processus de guérison que le médecin se doit de favoriser à chaque instant de sa rencontre avec son patient. La motivation du malade sera pour lui un allié de taille. Au médecin de chercher une collaboration maximale avec cette motivation, car entrer en harmonie de phase avec le monde intérieur du patient ne se fait pas d'un claquement de doigts…

Personnellement, je considère que la personne que j'accueille dans mon cabinet est avant tout un être humain unique à découvrir, à comprendre, avec sa sensibilité et son histoire propre. S'arrêter sur les seules plaintes qui le poussent à consulter, c'est le considérer comme un assemblage d'organes juste bon à payer sa consultation, sans plus. Qu'y a-t-il derrière ce visage ? Qui y a-t-il ? Quel que soit le motif de la consultation, j'ai toujours gardé à l'esprit ce vif désir que le patient sorte de mon cabinet un peu plus léger qu'il n'y était entré, plus heureux, rassuré, « ré-énergétisé ». Cette disposition intérieure vis-à-vis d'un malade me paraît indispensable pour établir une relation qui influencera favorablement le traitement décidé ensemble. Il s'agit d'un attelage ponctuel entre deux personnes dont le dynamisme assurera en partie l'efficacité du traitement en question. Ceci implique que le patient ne soit pas un assisté de sa guérison éventuelle, mais bien un assistant « co-acteur » dans l'évolution de sa pathologie. C'est pourquoi je dis régulièrement à la personne assise en face de moi que le médecin se trouve des deux côtés du bureau. Cette « table » est le lieu de rencontre où seront déposés, par le malade d'une part, les éléments d'une souffrance, et par le thérapeute d'autre part, les « outils » nécessaires au traitement. Pratiquer la médecine selon des connaissances théoriques et pratiques relève d'un processus purement technique et analytique, or le savoir-faire, le bon sens, l'observation, l'intuition, la précision, la perception de l'essentiel, la faculté de prendre rapidement une décision sont autant d'atouts qui rendent le travail thérapeutique plus efficace. La dimension relationnelle médecin/patient peut être éduquée par des maîtres, mais on doit surtout « s'auto-éduquer » en cette matière. Il est utile de garder cette disposition intérieure particulière que l'on pourrait appeler l'empathie ou, mieux encore, la générosité du médecin envers le patient, son désir sincère et authentique d'aider une personne souffrante.

Derrière le masque du médecin se cache un être tout aussi humain que le malade, avec son histoire propre, sa sensibilité et son expérience de la vie. Il faut donc que cette relation médecin/malade soit et reste une relation humaine à travers laquelle l'énergie circule à double sens.

Certains thérapeutes affirment que le médecin doit taire tout ce qui concerne sa vie personnelle et ses états d'âme. Moi, je n'hésite pas à me montrer tel que je suis et à ironiser sur les situations conflictuelles. Je suis un homme avec une histoire, et cette histoire m'a permis de regarder tout interlocuteur dans les yeux, sans gêne, sans honte, sans jugement, mais bien avec le désir du « mieux », du « plus ». Je n'ai rien à cacher de mon expérience, de mes erreurs, de mes échecs, ni de mes espérances. Le temps me manque pour répondre aux lettres de remerciements que je reçois, et je n'ai pas assez souvent l'occasion de dire à mes patients tout ce qu'ils m'ont apporté. Dans les pires moments de la vie, ce sont souvent eux qui m'ont motivé et souvent même tenu debout.

Ce livre est à la fois un devoir et une joie. La personne y est analysée, observée, captée, ressentie comme une entité en constante interaction avec son monde intérieur à lui et avec le monde extérieur qui l'entoure. Une multitude de réalités personnelles, familiales, économiques, politiques, écologiques ou autres influencent notre santé. Le regard du médecin sur un malade implique cette analyse globale multifactorielle, si brève soit-elle, ainsi qu'un réflexe de vision d'ensemble et d'intégration du mode de vie de celui-ci dans la réalité du quotidien.

Histoire de compliquer les choses, pourquoi n'existerait-il pas, à côté des trois pouvoirs classiques (judiciaire, législatif et exécutif), un quatrième pouvoir « médical » capable de dénoncer ou d'interdire les mesures politiques qui vont à l'encontre de la santé publique ? Car une société n'est solide et prospère que dans la mesure où le tonus psychique collectif est équilibré. La croissance de l'esprit est le premier moteur de l'évolution et du progrès. Or, le laxisme des pouvoirs en place permet la dégradation de cet extraordinaire vaisseau que nous sommes chacun.

La santé est un des biens les plus précieux, et force est de constater que le plus fabuleux de nos organes est particulièrement mis à mal par cette dictature politico-financière qui nous dirige, pollue la planète et dévitalise psychiquement les enfants de la démocratie. La politique pèse considérablement sur la santé des gens et la médecine n'en dénonce que trop peu les déviations, les excès. Peut-on dès lors rêver d'une très haute autorité morale supervisant les comportements de ces politiciens bien souvent pantins de la finance, dans laquelle la médecine aurait sa place ?

C'est d'ailleurs ici que je mentionne **la troisième erreur** médicale. C'est la non-intégration du plus gros organe du corps, à savoir le foie, dans les prescriptions médicamenteuses multiples. Cette usine de nettoyage et de détoxication du sang subit l'assaut du stress, de la mal bouffe et de l'excès de prises de médicaments. Cette mal bouffe provoque l'installation du syndrome métabolique avec notamment des surcharges pondérales et débouche sur le diabète et l'obésité qui devient une véritable épidémie bien trop peu dénoncée. Notre organisme est « encrassé », ralenti et fatigué. Le stress nerveux et le stress oxydatif (stress chimique généré notamment par la pollution) commencent aujourd'hui à réduire l'espérance de vie ! Ces deux types de stress, informatique cérébral et chimique, se renforçant mutuellement, mettent à rude épreuve notre organisme.

Je n'ai pas pu résister à l'envie de quelques réflexions politiques et spirituelles, car la spiritualité touche elle aussi l'équilibre nerveux d'un individu et donc à nouveau la santé. Étant donné que notre santé s'enracine dans le quotidien et dans l'expression de nos gènes, ce livre est un peu comme une conversation au coin du feu avec un bon verre : on y échange ses spécificités professionnelles, on y refait le monde, on y raconte des anecdotes et l'on fait des diversions, des confidences, etc. Certains passages froisseront les oreilles puritaines, d'autres irriteront les esprits stupidement allergiques à la religion.

Je ne pense pas faire d'intellectualisme, j'ai d'ailleurs l'habitude de dire que la Terre n'a jamais été aussi en danger depuis qu'il y a autant d'universitaires en tous genres, autant de gradés intellectuels. Si certains d'entre eux seront interpellés par ces pages, tant mieux, mais je m'adresse surtout à ceux qui ont gardé la capacité de s'émerveiller avec les choses simples de la vie. Je ne crois plus au monde des adultes. S'il y avait tant d'adultes qu'on peut en compter sur la base de l'année de naissance, la planète ne serait pas dans un tel désordre ; je crois par contre que devenir adulte, c'est être capable d'aller rechercher notre propre enfant intérieur et de le protéger de toutes formes d'agressions pour lui permettre de pouvoir enfin s'épanouir et ce, quel que soit notre âge.

Puissent ce livre et cette véritable neuroacupuncture qu'est l'auriculothérapie redonner du tonus psychique aux amies et amis lecteurs et leur éveiller l'envie d'ouvrir la porte du cabinet de consultations d'un acupuncteur auriculaire…

Historique et perspectives

Au cours de physiologie de deuxième candidature en médecine à l'université de Liège, j'étais comme à mon habitude en plein bavardage avec mes voisins. Soudain la voix du professeur tonna dans l'auditoire, et tout en me désignant de son bâton, il lança : *Vous, avec votre long nez, sortez et ne me faites pas perdre mon temps. Et surtout ne claquez pas la porte en sortant.* Bien sûr, la grande porte du haut du vieil auditoire était si lourde qu'en la refermant je n'eus pas le temps de la ralentir et bien involontairement, elle claqua violemment…

Alors oui, *vous, avec votre long nez, sortez…* C'est bien ce que j'ai fait.

Débarqué tout droit de ma campagne ardennaise, émerveillé par les sciences, admiratif des prouesses techniques de la médecine, je n'avais jamais cessé de renifler d'où le vent de la vie pouvait venir. Pour cela, il me fallait souvent quitter les auditoires mal oxygénés où bon nombre de professeurs se contentaient de lire leurs cours. Certes, il y avait quelques puits d'érudition qui livraient avec séduction la quintessence de leurs connaissances à nos jeunes et avides esprits… Personnellement, j'avais d'abord choisi les sciences médicales pour le contact humain qu'elles procuraient et pour l'apprentissage de ces mécanismes captivants de la vie qui leur étaient liés.

J'avais donc décidé de redécouvrir la ville de Liège que j'avais dû quitter à l'âge de six ans pour la campagne. Regarder les gens, les rencontrer, parler avec eux, s'attarder sur un quai de la Meuse, visiter, marcher, déambuler dans les rues du centre, traîner dans une bibliothèque, dire bonjour aux copains et copines, sortir, aller se promener au Sart-Tilman avec la belle Hélène, le premier amour de ma vie, celui qu'on n'oublie jamais, ça aussi, c'était la vie. Car quelle que soit la solidité des connaissances intellectuelles, j'étais convaincu que l'expérience humaine restait primordiale et essentielle.

Mon apprentissage progressait d'année en année, j'étais dévoré par ce besoin de sentir et comprendre, et pas seulement au travers des manuels de médecine. Ainsi, après les cours ou les consultations, je passais souvent dans la chambre d'un malade, tard le soir pour discuter, s'enrichir l'un de l'autre. L'hôpital est un monde impénétrable, incompréhensible de l'extérieur, où souffrances et espérances se mêlent à un point parfois extrême. Cette densité des relations humaines et professionnelles me plaisait beaucoup. Un patient alité dans son impuissance partielle livre facilement les blessures de son cœur au moindre signe d'attention ou de douceur. Que de souffrances morales j'ai recueillies auprès d'eux lorsque j'allais m'asseoir au bord de leur lit ou quand je leur prenais la main. Petit à petit, instinctivement et intuitivement, je percevais l'importance de la dimension humaine du patient, la nécessité de respecter sa sensibilité propre afin de ne pas le brusquer inutilement. Cela m'a permis d'accentuer la communication avec lui et par là même d'avoir davantage sa collaboration. Ce n'était pas une question de psychologie, mais de tact et même de générosité du cœur.

Considérer que le malade a juste besoin d'un « psy », c'est trop facile. Un geste amical, une parole encourageante, un sourire valent parfois bien mieux qu'un long entretien intellectuel qui peut même fatiguer. Ils sont l'expression spontanée d'un esprit généreux qui désire le bien de son prochain ; en cela, ils stimulent. Le rayonnement du cœur est réellement capable de toucher une personne dans sa sensibilité intérieure. L'infirmière ou l'aide-soignante peut entrer dans la chambre d'un patient avec le visage imprégné du mécontentement de son sort (son salaire, son mari qui la trompe, son amant égoïste, ses enfants fatigants, etc.), elle peut tout autant entrer avec le respect du malade et lui exprimer de la considération. Il en va de même pour le médecin. Bien sûr, il y a des patients excessifs, « pompants », constamment revendicatifs, mais ce n'est qu'une minorité. La patience et la tolérance sont normales à l'égard des personnes avec qui on ne voudrait pas échanger la place.

La médecine touche à la vie. Elle peut se limiter à donner des soins, en fonction des connaissances acquises, comme elle peut également être animée du désir de guérir, même si souvent elle ne pourra pas atteindre ce but. Un jour, lors d'un déjeuner au CHR de la Citadelle, à Liège, j'entame une discussion avec mon chef de service, le docteur R. B., brillant pneumologue à l'esprit vif, et particulièrement dévoué à ses patients. Malgré une profonde sympathie réciproque, ce jour-là, la conversation fut un peu tendue, lui, défendant l'idée que le but de la médecine c'était donner des soins, et moi que c'était de guérir. Simple question d'orientation de pensée, mais cela n'empêche pas que l'aptitude technique à traiter reste la première des priorités, et mieux vaut un bon chirurgien aux apparences glaciales qu'un chirurgien qui se confond en politesses, mais au bistouri peu habile. Cela va de soi !

Cependant si on observe uniquement le patient comme un assemblage d'organes sur lequel on travaille avec le plus d'efficacité possible et avec le plus grand sérieux, on peut passer à côté de tout ce qui échappe aux connaissances actuelles de la médecine et qui, pourtant, influence la vie. Le médecin doit à cet effet rester ouvert à ce qu'il ne connaît pas, mais sans excès. N'est-ce pas dramatique de voir un patient fuir un service de cancérologie et se réfugier auprès d'un médecin qui prétend posséder un appareil chassant les cellules cancéreuses ? De même, un certain courant actuel dit pouvoir guérir un cancer à partir du moment où l'on a pu découvrir la blessure émotionnelle qui en est la cause. Ces blessures ont toujours des répercussions sur les équilibres physiologiques, répercussions pouvant être fatales, mais résumer tout à cette seule réalité est faux et révoltant !

Les déçus de la médecine classique, les blessés du manque de considération de la part du personnel médical s'engouffrent dans des disciplines en tous genres et viennent remplir les consultations des « magiciens de l'énergie » pour y laisser une bonne partie de leur salaire. Les patients tomberaient moins dans les bras de ces « psychorelaxothérapeutologues » si ce monde médical ne négligeait pas autant la sensibilité affective du malade.

L'être humain n'est pas un jouet et, un peu comme un avion de ligne que seuls des pilotes compétents peuvent piloter, il ne doit pas être à la portée des escrocs de la souffrance qui s'improvisent thérapeutes. Ce corps merveilleux et ce prodigieux cerveau tellement méconnu méritent beaucoup d'humilité et une grande ouverture d'esprit de la part des scientifiques. Ce qui n'est pas prouvé ne doit pas être rejeté, mais ce que l'on veut affirmer doit être validé par l'expérience. Nos connaissances s'arrêtent à une frontière au-delà de laquelle celles-ci ne sont que poussières en comparaison de l'immensité de notre ignorance.

Les découvertes récentes en matière de biologie cellulaire font plonger les chercheurs dans un monde d'une complexité insoupçonnée. Il s'agit d'un univers à part entière aussi infini que celui observé à travers des télescopes ou analysé par des sondes spatiales. Toutes ces nouvelles molécules intracellulaires découvertes par milliers témoignent d'une multitude d'interactions chimiques ultra-complexes quasi incontrôlables. Dissimulés derrière des vocables incompréhensibles pour le commun des mortels (les concepts « omiques »), les biochimistes regardent cette soupe moléculaire, soit désabusés, se gargarisant alors souvent avec la fragilité de leurs acquis, soit fascinés et dès lors humblement conscients de l'étendue de cet horizon sans fin qu'il reste à parcourir. Toutes ces connaissances m'interpellaient fortement sans pour autant rassurer ma perception intuitive de la dynamique de la Vie.

Ainsi, après de multiples constatations et observations relevées au cours d'une quinzaine d'années de médecine générale, j'ai fini par découvrir un autre visage du patient que celui qui m'avait été enseigné à l'université. Le contexte de vie du malade, sa sensibilité propre, les notions d'*émotionnel* et d'*affectif* jouent, comme nous le verrons tout au long de cet ouvrage, un rôle extrêmement important dans la genèse d'une pathologie ainsi que dans son évolution.

J'ai alors commencé à m'intéresser à l'homéopathie, ce qui fut un avantage certain pour ma pratique. Pourtant, si les matières médicales homéopathiques abordent une quantité considérable de pathologies, elles manquent à mon goût de rigueur intellectuelle. Comment des professeurs d'homéopathie peuvent-ils parler de remèdes anticancéreux sans résultats probants? Pourquoi sont-ils souvent les premiers à refuser les cas de cancers que leurs élèves peuvent leur envoyer? Aussi, le manque de clarté et la disproportion entre l'efficacité réelle et les indications thérapeutiques m'avaient déçu.

Ceci dit, cette médecine n'est pas inutile, bien au contraire, même si elle n'échappe pas aux réflexes commerciaux des laboratoires pharmaceutiques. Dans les maladies allergiques, dans les récidives infectieuses, notamment de la sphère ORL et particulièrement en pédiatrie, l'homéopathie apporte au patient une aide non négligeable. Il existe certains dictionnaires homéopathiques qui ont le mérite d'être utiles tout en étant concis et à la portée de tout thérapeute, moyennant quelques connaissances basiques. Certains laboratoires ont mis au point des produits injectables (Wala et Heel notamment) pouvant se révéler très utiles, notamment en rhumatologie.

Certains s'entêtent à résumer l'action de l'homéopathie par l'effet placebo. C'est très simpliste, car cet effet joue toujours un rôle, quelle que soit l'action thérapeutique choisie. Le président Mitterrand affirmait que les pilules avaient sur lui le pouvoir qu'il leur donnait! Bien malin est le médecin qui utilise et stimule l'impact psychologique de son traitement chez le patient, c'est inhérent au cerveau humain. Mais condamner l'homéopathie par ce biais est donc réduc-

teur à l'excès et témoigne du mépris de la matière cérébrale. Nous en reparlerons plus tard.

Si l'homéopathie peut paraître incomplète, floue et
excessivement imprécise comparée à ce que laissent
supposer les matières médicales engorgées de détails au
point de saturer un esprit méticuleux, il n'empêche
qu'on rencontre régulièrement des patients affirmant
avoir été guéris ou aidés par l'homéopathie, alors que la
médecine classique ne pouvait rien pour eux. L'homéopathie trouvera toute sa place et tout son développement lorsque les connaissances physiques et chimiques
dans le domaine de la signature électromagnétique des
molécules seront plus avancées. Globalement, l'homéopathie n'est pas à la hauteur de ce qu'elle propose, mais
elle a cependant une réelle utilité.

La pratique de l'acupuncture chinoise m'interpella
également et je fus surpris par la relaxation qu'elle
induisait chez mes patients. La plupart d'entre eux ressentaient un bien-être manifeste en fin de séance. La
libération d'endorphines par cette technique est bien
connue. Mieux, la simple utilisation de points de
détente permet de soulager bien des pathologies sans
relation apparente avec la tête, du moins pour un jeune
médecin. Bien que je fusse ouvert à la notion d'énergie
de par ma pratique de l'aïkido, les notions de méridien,
de chaud, de froid, de vide, de dispersion et de tonifi-
cation échappaient encore à mon mode de raisonnement et me paraissaient archaïques. Certes j'avais des
plans de traitement qui me donnaient de bons résultats,
mais je désirais approfondir et comprendre. Je restais
donc à nouveau sur ma faim…

Vint ensuite une formation en hypnose éricko-
nienne à l'institut Milton Erickson de Liège avec les pro-

fesseurs Paul Henri Membourg et André Delchambre. Je fus sensibilisé à cette technique étonnante et remarquable par le docteur Marlyse Faymonville. Anesthésiste de renommée internationale au service d'anesthésiologie du CHU de Liège, à la pointe des opérations sous hypnose, le docteur Faymonville travaille avec ce souci permanent du confort du malade. Ses travaux démontrent sans équivoque une meilleure récupération postopératoire chez les patients opérés sous hypnose. La dose des drogues utilisées est très nettement diminuée, l'importance des saignements est moindre, les complications moins nombreuses et le temps d'hospitalisation plus court.

L'hypnose éricksonienne apprend à situer une personne par rapport à son historique, son contexte de vie familiale et son milieu personnel. Elle apprend également l'importance de la communication non verbale, l'observation fine et subtile des gestes et du faciès du patient. Cette technique particulièrement sensorielle fait constamment référence à la vision, l'audition, le toucher, le goût, l'olfaction ainsi qu'aux souvenirs agréables stockés dans la mémoire.

Lors des séances d'hypnose à mon cabinet, j'ai été impressionné de voir à quelle vitesse le visage des patients pouvait se décontracter, se relâcher et même rajeunir dans son expression. L'accueil du patient et la bienveillance envers lui établissent un climat de confiance indispensable à l'efficacité des suggestions qui seront données au cours de la séance. On dépasse ici la logique classique et on sort du contexte habituel d'un entretien dans lequel une question demande une réponse. Il devient ainsi plus facile en consultation courante de diminuer la fixation que le patient fait sur son symptôme. À tout moment, le thérapeute peut replonger le patient dans une autre vision, un autre ressenti de la vie, du monde ou d'un problème présent. Même dans des situations d'urgence ou de pathologies graves, il faut tenter de garder cette attitude à l'esprit. Ce sont des réflexes à acquérir progressivement.

L'hypnose médicale apprend aussi par exemple au médecin à ne pas se laisser manipuler par le malade ou plus exactement à ne pas se laisser entraîner dans le contexte où ce dernier voudrait l'enfermer. Ceci m'a permis de changer complètement ma relation avec le patient car, vu ma grande sensibilité, je me laissais souvent emprisonner dans son mal, sa souffrance ou ses malheurs. C'était épuisant. Beaucoup de médecins échappent à ce piège en abordant le malade non plus comme un être humain, mais comme un assemblage d'organes techniquement déréglés en un point ou l'autre. Ils deviennent alors de simples techniciens du corps ou des prescripteurs de boîtes de pilules, peut-être précis et brillants dans leur discipline, mais ignorant lourdement le cerveau émotionnel. Or, comme nous l'avons vu, cette ignorance est une erreur médicale grave au sens strict, puisque ce cerveau influence en permanence les différents équilibres physiologiques du corps humain. Certains médecins ont l'art des phrases lapidaires pour l'équilibre psychologique du patient, et en termes de santé, c'est déplorable.

Il reste que cette technique éricksonienne subtile et délicate présente trois dangers non négligeables. Premièrement la sérénité mentale du thérapeute est indispensable car il s'instaure une sorte de télépathie avec le patient. Or, si avec l'habitude, il est relativement aisé pour le thérapeute de se protéger de son patient, l'inverse est moins évident. La voix du thérapeute est tout aussi importante que le sens des mots car elle porte les vibrations énergétiques du médecin lui-même. La qualité de sa disposition mentale est donc essentielle pour conduire respectueusement une séance d'hypnose. Deuxièmement selon Erickson, l'inconscient respecte la personne et exprime l'inacceptable à travers le corps. Dès lors, un symptôme, c'est-à-dire un signal d'alarme, est loin d'être dépourvu de signification, et tenter de le supprimer sans précautions préalables peut entraîner de plus graves manifestations ultérieurement. Troisièmement, en travaillant sur l'inconscient, des blessures affectives graves peuvent faire brutalement irruption dans le conscient et être ingérables pour le patient. Le cerveau sait quand il peut faire remonter en surface les souvenirs enfouis dans les tiroirs de l'inconscient. J'ai eu par exemple à traiter une femme qui s'automutilait en se brûlant à la cigarette depuis cinq ans. Un thérapeute, pratiquant l'hypnose sans grande précaution, lui avait fait ressurgir un viol dans son enfance. Le retour brutal à la conscience de ce terrible souvenir bien enfoui avait complètement déstabilisé cette femme dans sa vie.

Bien que ma pratique médicale fût ainsi fort variée, allant des aides opératoires à l'hypnose éricksonienne en passant par l'acupuncture, l'homéopathie, la petite chirurgie et des journées de médecine générale allant jusqu'à cinquante consultations, ma curiosité fut éveillée par des patients qui consultaient des naturopathes allemands. Un de ceux-ci injectait dans l'oreille des drogues à base de procaïne pour le sevrage tabagique. Je décidai donc d'accompagner un ami à une de ces séances « magiques ». Je fus très surpris et interpellé d'y trouver de nombreuses planches thérapeutiques d'acupuncture auriculaire… Je découvrais un nouveau monde.

Pourtant, l'idée de stimuler le pavillon auriculaire n'était pas nouvelle, elle est même très ancienne puisque déjà Hippocrate, médecin grec de l'Antiquité, proposait la stimulation de certaines zones de l'oreille pour augmenter ou diminuer la fécondité chez la femme. Les pirates plaçaient quant à eux une boucle d'oreille sur le point correspondant à l'œil afin d'augmenter l'acuité visuelle. Au début des années 1500, le peintre Jérôme Bosch a peint un tableau de scènes sexuelles assez particulières où l'on voit un diable piquant avec une lance un point de la sexualité. Ce tableau montre notamment deux oreilles entre lesquels se trouve un couteau, symbolisant ainsi les testicules et le pénis. Les autorités religieuses de l'époque ne se sont certainement pas doutées de cet enseignement ésotérique…

Mais au-delà des connaissances ponctuelles, c'est vraiment au docteur Paul Nogier que l'on doit une cartographie détaillée de l'oreille, et c'est incontestablement lui, le fondateur de cette acupuncture moderne et particulièrement bien adaptée à notre époque où le stress fait disjoncter bien des ordinateurs cérébraux. Paul Nogier est décédé en 1996 après plusieurs décennies de fastidieux travaux de recherches. Sa technique, dont je m'étais moqué pendant des années, fut validée et reconnue par l'Organisation Mondiale de la Santé en 1990 à Lyon. **La France peut donc considérer avec fierté cette précieuse découverte bien française !**

Ainsi, après m'être documenté, je suivis divers séminaires au GLEM de Lyon pendant deux ans. C'est de là que je pris contact avec le docteur David Alimi, neurophysiologiste et expert pour le GLEM. À mon grand étonnement et pour ma plus grande joie, un cours d'acupuncture auriculaire se donnait à la faculté de

médecine de Paris-Nord. Ces cours s'appuyaient strictement sur la neurophysiologie et la neuroanatomie. Ils
répondaient donc parfaitement à mon désir de compréhension et à ma logique intellectuelle, puisque cette
acupuncture auriculaire est en fait une véritable **neuroacupuncture**. C'est donc au professeur Alimi que je
dois une grande partie de mon initiation à cette merveilleuse technique qui permet une approche globale
du patient en agissant sur le cerveau et sur le corps en
un seul temps. Tous les médecins, jeunes ou moins
jeunes, spécialistes ou non, devraient avoir connaissance de cette spécialité, c'est un outil thérapeutique
remarquable, solidaire de la médecine moderne. Aucun
médecin spécialiste ou généraliste n'eut à regretter
cette formation au bout de laquelle la même conclusion
revenait : « c'est vraiment puissant ». Cependant, d'apparence simple et facile, l'auriculothérapie nécessite
une connaissance approfondie de la neurophysiologie
et de la neuroanatomie pour trouver toute son efficacité. Toutefois, par la technique du laser infrarouge, par
des stimulations électriques ou par des massages, elle est
également à la portée des professions paramédicales.

Quelle ne fut pas ma surprise lorsque, dès les premiers essais cliniques, je constatai des résultats très posi-
tifs et nettement encourageants. Très vite, je vis arriver à
mon cabinet des malades des villes voisines puis de plus
en plus lointaines. Après un an, je fus obligé d'arrêter la
médecine générale pour consacrer tout mon temps à
cette belle discipline. L'utilisation de l'auriculothérapie
au sein de ma propre « patientèle » me permit de réduire
considérablement la fréquence des consultations par
patient ainsi que le nombre de médicaments prescrits.

Accéder par l'oreille à la dimension physique et
« psychoaffective » du patient, travailler avec un support

neurophysiologique précis, être remercié par des personnes qui affirment qu'elles revivent après des années de souffrances, voilà ce qui fait toute la richesse de cette neuroacupuncture, procurant ainsi au praticien de l'art de guérir, de l'efficacité et de la joie. Si les Chinois sont fiers de leur acupuncture millénaire, les Français n'ont rien à leur envier, car l'action de l'acupuncture auriculaire sera souvent plus rapide, plus puissante et plus durable dans une majorité des cas. Car, au-delà de traiter diverses pathologies, de soulager les douleurs ou d'aider au traitement classique dans bon nombre de maladies, l'auriculothérapie est une véritable psychothérapie; à moyen terme, elle augmente l'affirmation de soi et semble à long terme favoriser l'immunité. Cette technique auriculaire aux indications multiples et très variées se pratique dans le plus grand respect des diagnostics et des traitements établis par les confrères médecins. Il s'agit bien d'une spécialité à part entière. Mieux, un effet de synergie va souvent se produire entre les différents traitements établis et nous pouvons donc parler de complémentarité. Un antidépresseur peut voir son efficacité nettement augmenter après une séance d'acupuncture auriculaire et vice-versa.

Cette efficacité tient à trois raisons : la richesse en récepteurs nerveux de l'auricule dont l'innervation est triple, le temps de pose des aiguilles (qui restent en place plusieurs jours) et l'action en « prise directe » sur le système nerveux central via le tronc cérébral. En effet, l'oreille est une sorte de super-secrétaire de direction qui a directement accès à ce PDG qu'est le cerveau, ou, plus simplement, elle est comme un clavier pour l'ordinateur cérébral. C'est de la cohésion et de l'équilibre entre les différents systèmes organiques que dépend la santé d'un être humain. Le système nerveux coordonne et veille au bon fonctionnement de l'ensemble.

Via le tronc (nerveux) cérébral, véritable autoroute de l'information nerveuse entre la tête et le corps, l'oreille donne accès à cette société cellulaire ultra-inter-connectée, organisée, hiérarchisée, dépositaire de la conscience. À une époque où le stress est devenu au moins aussi nocif pour le cerveau que le tabac pour les poumons, le clavier auriculaire tombe à point. Il reste donc à souhaiter que les laboratoires pharmaceutiques, dignes de ce nom, entament les recherches nécessaires pour mettre en évidence les neurotransmetteurs et les modes d'action impliqués par cette technique. De même, on peut espérer que les pouvoirs publics appuient cette technique médicale et la propagent le plus rapidement possible en vue du soulagement urgent des nombreux cerveaux de plus en plus mis sous ten-sion. On peut aussi rêver qu'un gouvernement, sou-cieux de l'équilibre nerveux si malmené des citoyens, accorde les crédits nécessaires à ces recherches.

Cet historique aurait pu s'arrêter ici, mais voilà qu'un jour, revenant d'un déjeuner à Paris avec le doc-teur Alimi, chemin faisant, je lui expose un problème médical auquel il me répond : *ça, c'est le cerveau lim-bique.* Embarrassé, je lui exprime mon ignorance en demandant ce que fait ce cerveau-là. *C'est le cerveau de l'émotionnel et de l'affectif,* lâche-t-il tout naturellement. Le soir même, je suis retourné à mes vieux bouquins de neuroanatomie et au cours des mois suivants, plusieurs firmes pharmaceutiques m'ont offert de magnifiques livres sur les neurosciences.

Le cerveau limbique est quasi méconnu pour beau-coup de médecins. Or, il s'avère qu'ignorer le cerveau limbique est aussi aberrant qu'ignorer l'existence du foie ou de l'estomac chez un patient. Ce cerveau influence le fonctionnement de tous nos organes y compris la peau, nos douleurs, nos sécrétions hormonales, notre système immunitaire, notre tonus musculaire, notre précision dans le geste, notre concentration, notre mémoire, notre sommeil, notre comportement, etc. Par exemple, les voies nerveuses qui ramènent l'information de la douleur du corps vers le cerveau sont partiellement connectées à ce cerveau limbique. Son influence est omniprésente dans le fonctionnement de l'organisme humain et peut intervenir de cinq à quatre-vingt quinze pour cent dans la genèse d'un trouble, il n'y a pas de « tensiomètre » pour la mesurer.

Dans l'ouvrage remarquable *Anatomie et Physiologie humaine,* d'Elaine N. Marieb, publié chez De Boeck Université, on trouve à la page 429 de la traduction de la quatrième édition américaine : « *Les nombreuses connexions qui relient le système limbique aux régions corticales et sous-corticales des hémisphères cérébraux lui permettent d'intégrer les stimuli environnementaux très divers et d'y réagir. Comme l'hypothalamus est en quelque sorte le bureau central tant des fonctions autonomes que des réactions émotionnelles, il n'est pas surprenant que les personnes soumises à une tension émotionnelle aiguë ou prolongée soient prédisposées aux maladies viscérales telles que l'hypertension artérielle et le syndrome du côlon irritable. Les maladies provoquées par les émotions sont appelées maladies psychosomatiques. La pire conséquence des émotions extrêmes (comme la peur paralysante, la joie euphorique et le chagrin dévastateur) est l'arrêt cardiaque.* »

Ce cerveau limbique est donc tellement puissant qu'il peut tuer. Il est indispensable que tous les médecins aient l'obsession de le respecter, de ne pas le brusquer, mieux, de l'utiliser en vue d'un effet favorable pour le patient. Et la seule façon de pouvoir aborder ce cerveau est d'aborder le malade comme un être humain avec sa sensibilité et son histoire personnelle contenue dans ses neurones.

Je profite de cette remarque pour signaler que la plus grosse bêtise qu'un médecin puisse dire à un malade, c'est : ***votre douleur, c'est nerveux***, avec en sous-entendu *vous n'avez rien*. Par définition une douleur est toujours nerveuse. Elle ne peut être rien d'autre puisque le signal douloureux est capté par des récepteurs nerveux, véhiculé par les nerfs jusqu'au cerveau et analysé par des centres nerveux pour être traduit en une information consciente « douleur ». Celle-ci est localisée en un point donné du corps. Sans nerf, sans neurone, il n'y a plus de douleur. Ainsi la section des nerfs innervant la main provoque une perte des sensibilités de celle-ci et donc de la douleur. Par exemple, une brûlure sur cette main ne sera plus douloureuse. Par contre l'amputation d'une main n'exclut pas la possibilité de douleurs spontanées au niveau de celle-ci qui n'est pourtant plus là car les centres nerveux intracérébraux de cette main existent toujours. C'est ce qui est appelé la douleur du « membre fantôme ». L'expression « c'est dans la tête » indique donc que les connaissances de ce genre de médecin s'arrêtent là où l'intelligence du patient commence, c'est-à-dire dans le cerveau qui, rappelons-le au passage pour ces médecins peu délicats, se trouve dans la tête… Il est vrai que pour simplifier le raisonnement médical et faciliter son travail, il convient d'ignorer la puissance du cerveau des patients. Mais c'est une politique à court terme. Le temps de guillotiner nos patients est révolu !

Après plus d'une centaine de milliers de consulta-tions, toutes les observations de la vie quotidienne, les expériences personnelles, familiales et professionnelles, l'hypnose médicale et surtout l'acupuncture auriculaire, j'ai découvert ainsi la puissance de ce cerveau limbique. Il y a plein d'« ologues » en médecine (cardiologues, pneumologues, néphrologues, urologues, neurologues, cancérologues, psychologues, etc.), mais n'en déplaise aux psychothérapeutes, il n'y a pas d'« affectologue ». L'analyse « psy » reste, elle aussi, souvent bien trop intel-lectuelle et ne permettra pas de libérer véritablement un cerveau d'un grave choc affectif. Or des millions de patients souffrent d'abord dans leur cerveau affectif. Malheureusement il n'y a pas de formation d'« affecto-logues » (ou de « limbologues ») et cette discipline de l'intelligence du cœur ne s'apprend pas à l'université… La « limbologie » (ou affectiologie) est à venir. Elle ne sera pas à la portée d'intellectuels enorgueillis, mais bien de thérapeutes qui auront travaillé avec humilité l'intel-ligence du cœur.

Alors ici en Anjou, où j'ai le grand bonheur d'habi-ter maintenant, je continue ma réflexion sur la Vie. En promenade le long de la Loire, de la Sarthe, de la Mayenne ou du Loir, je médite loin des hypocrisies de ce monde, particulièrement du milieu catholique dont je provenais, fuyant ces curés sans convictions et si sou-vent fonctionnaires de la foi, ces intellectuels gradés en théologie, hommes au cerveau érudit mais au cœur tiède. Idéaliste et ardent défenseur de la liberté, du libre examen de conscience, mais une conscience inspirée par le Bien et la Justice, je me suis lassé des mentalités pharisiennes des catholiques de premier rang. J'ai été tout autant déçu de la soi-disant tolérance laïque qui s'irrite au moindre spectre religieux, surtout catholique, au point de vouloir effacer des mémoires et gommer de l'Histoire toute trace du christianisme, alors que ce sont leurs propres racines. J'ai alors laissé germer en mon esprit cette phrase si affectueuse et si apaisante de ce Juif nommé Jésus, crucifié il y a deux mille ans et qui disait : « *Je suis tendre et humble de cœur* ». Caressé par cette phrase, touché par la beauté éclatante et incomparable de son amour, je me suis réinterrogé sur l'importance d'une connexion avec le divin. Si Dieu existe, peut-être serait-il utile de ne pas trop l'ignorer ? Loin du tumulte de ce monde, la conscience pourrait-elle s'y ressourcer ?

« *La conscience est le sanctuaire, le lieu par excellence où l'homme est seul avec Dieu et où la voix de Dieu se fait entendre* » (Constitution « Gaudium et Spes »).

Alors dans une conscience inspirée, j'ai cherché le sens de ma vie.

« *C'est l'esprit du Père et de Jésus qui continue à faire résonner au plus profond de chacun les appels les plus personnels. Le Seigneur vous a donc tout confié, il a tout déposé entre vos mains : ce qui concerne le monde, ce qui regarde la construction de l'Église et l'annonce de son Évangile de salut universel. Cette générosité de Dieu appelle en retour votre propre générosité à collaborer à son œuvre à l'exemple du Christ : « J'offre ma vie ». Vous devez donner beaucoup. Il vous a été donné beaucoup. Les appels sont multiples, les chemins qui s'ouvrent devant nous sont nombreux. Y aura-t-il des appels sans réponse ? Des routes que personne ne suivra ? De qui et de quoi avez-vous peur ? Ne permettez pas que des personnes, des idées ou des événements arrivent à bloquer vos choix ou vos décisions. Pourquoi vous arrêter et attendre ? L'Évangile doit être annoncé à tous. Il y a et il y aura des affamés, des assoiffés, des prisonniers, des malades dans leur corps ou leur esprit. Ils vous attendent. En eux, le Christ vous attend.* » (Paul VI, *Un regard prophétique*).

Si Dieu est au cœur de sa création, au cœur de nous-mêmes, si Dieu existe, il se pourrait très bien que le cerveau humain dépositaire de l'esprit ait besoin de connexions spirituelles pour sa propre édification. Le souffle de Dieu n'est-il pas tout simplement le souffle qui pousse la matière vers la vie ? Peut-être ce souffle est-il même si puissant, d'une intensité vibratoire telle qu'il peut se condenser ça et là en matière ? « *Le hasard est le nom que Dieu prend lorsqu'il veut rester anonyme* », écrivait Albert Einstein. Pour ma part, Dieu existe, même si la plupart du temps, ce n'est pas là où nous le situons.

Devant la complexité extraordinaire de la Vie et de l'Univers, l'homme de science se trouve toujours plus confronté à une multitude croissante d'inconnues au fur et à mesure de ses découvertes. Plus il avance dans l'infiniment petit, plus il découvre la puissance de l'atome dans ses différentes particules. Déjà un morceau d'uranium enrichi témoigne de la puissance colossale qui se trouve au niveau de l'atome. Plus les astrophysiciens découvrent l'immensité de l'Univers, plus ils se heurtent à de nouvelles inconnues. Et quand ils sont presque aux confins de l'Univers, ils découvrent l'existence d'univers parallèles à cinq dimensions, à six et peut-être bien plus.

Le Concorde, l'Airbus A380, le TGV, le porte-avions Charles de Gaulle, la fusée Ariane ou le viaduc de Millau, tout cela est le fruit de la créativité et du génie humains, mais si derrière toutes ces réalisations remarquables, il y a des inventeurs et des constructeurs, il me paraît évident qu'il doit y avoir une intelligence supérieure derrière la vie et les univers existants. Grand architecte de l'Univers, grand horloger, grand mathématicien, créateur, intelligence suprême, conscience supérieure, Dieu, tous ces noms sont là pour traduire la perception instinctive par l'homme d'un Esprit créateur universel. Dieu est !

Certes tout le monde peut ne pas être de cet avis. L'agnostique est un homme prudent et sage dans sa réflexion. Malgré mon grand respect pour les athées avec qui j'adore dialoguer, l'athéisme est de mon point de vue un non-sens, peut-être partant d'un questionnement sincère, mais trop souvent il résulte d'un orgueil humain qui coupe l'homme de ses connexions divines. Nier d'emblée l'existence de Dieu car la science peut expliquer certains mécanismes de la création semble aussi absurde que de nier l'existence des inventeurs de la télévision ou des satellites sous prétexte qu'on n'a pas pu en comprendre le mode de fonctionnement. Par contre douter de Dieu ou placer sur cette appellation un gros point d'interrogation est beaucoup plus cohérent et plus prudent.

Les périodes d'athéisme dans ma vie se résument à de brefs moments. Mon intuition de Dieu est quasi permanente et cette certitude n'est peut-être pas du tout si facile à vivre qu'il puisse y paraître. Dans une déduction simple et logique, si ce Dieu n'est pas Amour, ou s'il n'a pas l'Amour dans ses cordes, je suis plus évolué que lui et il n'est plus dieu. Par contre, s'il est Amour, quel est ce niveau de l'Amour divin ? Déjà au niveau humain, l'amour est revitalisant, rajeunissant, vivifiant, tonifiant, libérateur et même créateur. *« L'Amour ressuscite tout ce qu'il touche »*, disaient déjà les Romains. Alors une phrase de Gustave Thibon, dans son livre *L'Ignorance étoilée* m'est revenue : « ...*l'homme est plus porté à croire en un Dieu puissant mais imparfait qu'en un Dieu parfait mais qui par amour s'est vidé de sa puissance… »*

Dieu était-il fou d'amour, insensé du point de vue humain ? Saint Paul a-t-il raison lorsqu'il écrit : « *…ce qui est folie pour l'homme est sagesse pour Dieu et ce qui est sagesse pour l'homme est folie pour Dieu… »* ? Saint Pierre donne-t-il la dimension de la mesure qui nous sépare de Dieu lorsqu'il écrit : « *…un jour pour l'homme est comme mille ans pour Dieu, et mille ans pour l'homme sont comme un jour pour Dieu… »* ? L'amour, la vie et la liberté ne sont qu'une même réalité. L'amour donne la vie et implique obligatoirement la liberté de choix entre aimer ou ne pas aimer. Je peux aimer dans la mesure où je suis libre de choisir d'aimer ou de ne pas aimer. Liberté et amour sont indissociables et l'amour rend libre. Dieu ne peut rien imposer, il invite, il appelle avec une discrétion infinie, mendiant éternel de l'amour humain. Le message d'amour de Dieu, du prochain et de soi-même, la notion de pardon, de foi, c'est-à-dire de puissance de la pensée, tout cet enseignement va retrouver son importance au fur et à mesure que la science médicale intégrera la dimension affective de l'être humain. La méditation et la spiritualité sont des nourritures cérébrales puissantes irremplaçables. La spiritualité peut-elle favoriser une organisation cohérente des molécules vers la vie ? Je pense que oui.

L'IRM fonctionnelle et le PET scanner mettent toujours plus en évidence les différentes zones du cerveau limbique et permettent une analyse plus détaillée de celles-ci en fonction des émotions. Je pense que s'il est du ressort de la médecine de soigner une entorse de la cheville ou d'opérer un cœur mal irrigué, un cerveau qui disjoncte mérite également tous les soins nécessaires. La médecine préventive s'intéresse à la pression artérielle, au cholestérol, à la prostate, aux seins, au col de l'utérus, au diabète, aux poumons, mais que fait-elle pour préserver ce merveilleux cerveau toujours plus agressé ? Ce stress cérébral doit-il rester l'outil de travail des réflexologues en tout genre, ou faut-il, redisons-le, un quatrième pouvoir parallèle aux pouvoirs législatif, exécutif et judiciaire, qui serait capable de dire non aux pouvoirs en place qui infligent un stress de plus en plus dévastateur dans le cerveau des citoyennes et citoyens ?

Rendre le cerveau limbique au patient, c'est lui rendre une partie de sa santé, c'est rendre l'homme à lui-même. L'affectif doit devenir une préoccupation systématique pour tout thérapeute quelle que soit sa discipline, faute de quoi il se prive d'un outil permanent. Humaniser pour mieux soulager. Cela doit se faire avec gaieté et de plus, l'humour doit être au rendez-vous chaque jour dans la relation médecin malade. Il est donc souhaité que les fantastiques progrès de la science médicale ne laissent plus le cerveau limbique dans les limbes, mais qu'ils l'illuminent des rayons de l'amour. L'acupuncture auriculaire est un des petits trésors qui permettent de travailler dans ce sens.

Cet ouvrage se veut ainsi d'informer tout un chacun sur l'existence de l'acupuncture auriculaire comme nouvelle arme thérapeutique incontestable et respectueuse de la médecine moderne. Je désire fournir un maximum d'informations pratiques à ce sujet aux médecins, kinésithérapeutes, ostéopathes, psychologues ainsi qu'aux infirmières qui se trouvent si souvent en première place pour recueillir les blessures affectives des patients. Ce travail tente également d'apporter aux malades une réconciliation entre la tête et le corps, de leur faire prendre conscience de l'importance de la répercussion de leur équilibre nerveux sur le fonctionnement de leurs organes. Il invite les médecins de bonne volonté à s'ouvrir à ce réflexe de l'affectif. Enfin il incite les patients à se faire respecter, car leur santé leur appartient, faut-il le rappeler...

Ce n'est donc ni un roman, ni une biographie, ni un ouvrage scientifique au sens strict. Comme déjà signalé, avec l'aide de l'auriculothérapie, le fil conducteur de ces pages est l'équilibre du cerveau humain en intégrant les réalités de ce monde à la fois passionnant et inquiétant. Il est donc logique que je me livre parfois moi-même et que j'aborde quelques sujets de l'actualité qui dépassent le thème abordé mais qui influencent notre matière cérébrale.

Dirigeons-nous maintenant plus concrètement vers l'oreille, véritable entonnoir qui peut écouler bien des informations vers le cerveau.

Première partie

L'auriculothérapie pratique

L'acupuncture auriculaire,
véritable neuroacupuncture

Tout homme est une histoire sacrée, c'est le titre du chant d'entrée lors de la cérémonie religieuse célébrée en l'église Saint-Martin-d'Ainay à Lyon en la mémoire du docteur Paul Nogier. Cette messe clôtura le 5ᵉ Symposium International d'Auriculothérapie et d'Auriculomédecine d'octobre 2006 en cette belle capitale des Gaules. Cette phrase résonna dans ma tête fatiguée par le dîner de gala de la veille. Elle rejoignait mon enthousiasme pour la vie. Si seulement tout le monde pouvait regarder son voisin avec ce réflexe cérébral de le considérer comme une histoire sacrée ! Cette phrase indique un splendide élan d'admiration sur la « machine » humaine.

Lors de ce congrès, auriculothérapeutes et auriculomédecins se sont succédé au micro. Certains se sont comportés comme s'ils détenaient toute la vérité sur la technique, d'autres l'ont alambiquée à souhait, d'autres encore ont présenté diverses études parfois curieuses. Par exemple, une étude universitaire sur la migraine a proposé deux séances d'auriculothérapie par semaine, non pas avec des ASP (Aiguilles Semi-Permanentes), mais avec des aiguilles d'acupuncture classique. Pourquoi faire simple quand on peut faire compliqué ? Tous les praticiens de terrain utiliseront des ASP et verront les patients à une bien moindre fréquence avec des résultats très satisfaisants.

L'humilité de comprendre que nous détenons chacun simplement une petite partie de la vérité n'est pas suffisamment au rendez-vous, et ces médecins gardent jalousement leurs petits trucs, conscients de la puissance de l'acupuncture auriculaire que Paul Nogier leur a pourtant transmise avec dynamisme et générosité. Peu nombreux sont les orateurs qui ont montré précisément les plans de traitement dans leurs études, parfois douteuses. De plus, une lamentable confrontation existe entre les auriculothérapeutes et les auriculomédecins. Les premiers travaillent dans une voie neurophysiologique et les seconds pratiquent selon les moyens de recherche mis au point par Nogier (prise du pouls de Nogier, utilisation de filtres colorés ou d'anneaux tests notamment).

Je ne doute en aucun cas que Nogier ait eu une intuition géniale sur les phénomènes électromagnétiques qui influencent la peau, et sur ses répercussions sur le corps. Il était médecin et voulait comprendre et montrer scientifiquement ce que son intuition lui suggérait sur le monde vibratoire qui entoure et traverse cette interface qu'est notre peau. La peau fascinait son cerveau et il la caressait d'un regard émerveillé. Son plus grand souhait était de diffuser sa technique aux quatre coins du monde en vue du bien des malades envers lesquels il faisait preuve de dévouement et d'humanité.

Lors de ce symposium, son fils Raphaël a rappelé le regard si humble de son père sur ses propres découvertes. Nogier aurait dit à son fils que ce n'était pas sur les sentiers battus que l'on trouvait les edelweiss. Dans cet affrontement mêlé d'égocentrisme entre auriculomédecins et auriculothérapeutes, je n'ai trouvé aucun edelweiss. Je sais seulement que des petites aiguilles placées sur des points précis, sensibles à la douleur et choisis en se basant d'une part sur un raisonnement neurophysiologique, d'autre part sur l'écoute, l'interrogation et l'observation attentive du patient, vont considérablement alléger la vie des gens dans bien des cas.

Mon edelweiss est là: une ou deux plaquettes d'ASP, l'oreille du patient (et la mienne…), une alchimie cérébrale entre l'héritage de Nogier et l'enseignement remarquable de David Alimi à la faculté de médecine de Paris Nord, et ma créativité pour concevoir un geste thérapeutique dont personne n'a pu me donner jusqu'ici une explication infaillible quant au mode d'action. Par les nerfs crâniens, les influx nerveux arrivent dans le tronc cérébral, transitent par la formation réticulée et gagnent ensuite d'autres centres nerveux situés en amont ou en aval. Au-delà d'une évidente influence limbique favorable, c'est le cerveau du patient qui fera le reste. Et la complexité colossale des connexions nerveuses ne me permet pas d'en dire beaucoup plus.

Par exemple, je pique le point dit de l'amygdale cérébrale. L'expérience montre que cela aide dans bien des cas où cette structure est supposée être mise en cause, mais qui peut me dire que je suis réellement arrivé à ce niveau dans le cerveau? Des inconnues demeurent. L'IRM fonctionnelle, comme l'a commenté David Alimi, est une aide certaine. Permettra-t-elle de localiser et valider tous les points? Il est trop tôt pour le dire. De plus, comme dans n'importe quel traitement, quelle est la part des interactions d'ordre psychique entre le praticien et son patient? Il n'y a pas de dosimètre. Ce qui est certain en auriculothérapie, c'est l'intensité des influx nerveux déclenchés, en quelque sorte la force des messages envoyés.

Ainsi, pour trouver des edelweiss, il est bon de regarder tout homme comme une histoire sacrée et de laisser les esprits compliqués se perdre dans les méandres de certaines circonvolutions cérébrales. Quant aux vaniteux, mieux vaut les laisser à leur conviction réductrice de détenir toute la vérité sur le sujet. Toute mon ignorance sur l'edelweiss ne m'empêchera pas de m'émerveiller sur le mystère de sa beauté…

Le langage populaire
parfois plus précis que le jargon médical

Une femme de vingt-cinq ans, employée dans un bureau de poste à Bruxelles, est victime d'un hold-up à main armée. Les voleurs, munis de mitraillettes, sont cagoulés. Trois jours plus tard, cette femme présentera un psoriasis généralisé sur tout le corps alors qu'il n'y avait aucun antécédent ni familial ni personnel.

Une secrétaire de direction et son mari sont brutalement licenciés sans explication réelle par l'entreprise où ils travaillaient tous les deux. Ils étaient particulièrement proches et amis du PDG. En dix jours, cette femme, remplie de colère, de haine, de chagrin et d'angoisse, perdra tous ses cheveux, tous ses cils et tous ses poils.

Dans un service d'urgence d'un hôpital parisien, une femme vient d'échapper à la mort dans un accident de voiture. Elle est consciente et sans blessure grave mais son mari et ses enfants ont été mortellement touchés. Physiquement elle s'en sort bien, mais le lendemain matin, toute sa chevelure est tombée sur l'oreiller.

Ces trois exemples montrent avec quelle force les émotions peuvent se répercuter sur le corps et, dans les cas cités, plus particulièrement sur la peau. L'expression « être bien dans sa peau » veut également signifier « être bien dans sa tête ». Lorsque l'embryon a plus ou moins dix-sept jours, il est formé de trois feuillets cellulaires. La couche externe, appelée l'ectoblaste, va donner plus tard la peau et le cerveau. Cette expression bien connue du langage populaire traduit donc remarquablement une réalité embryologique.

D'ailleurs, certaines expressions comme « péter un plomb » ou « un câble » sont absolument géniales. Le cerveau est fait de milliards de câbles. Il est un organe électronique au sens propre et rappelons qu'un influx nerveux n'est rien d'autre qu'un influx électrique ; sa vitesse peut aller jusqu'à cent mètres par seconde. Alors, s'il arrive qu'un appareil électrique soit surchargé au point de disjoncter, il en va de même pour le cerveau ! Il peut disjoncter lui-même en un centre nerveux ou se décharger vers la périphérie sur un organe. Mais le problème anatomique du système cérébral émotionnel est que ses connexions nerveuses sont innombrables. Son influence est permanente, mais à des degrés variables selon une multitude de facteurs externes et internes et selon le vécu du patient.

Les chagrins, les humiliations, les déceptions, les contrariétés répétées, les échecs, les infortunes de la vie blessent le psychisme de chacun d'entre nous. La capacité à les gérer varie d'une personne à l'autre et ce ne sont pas les gens chargés de diplômes ou de galons qui y arrivent nécessairement le mieux. Heureux est donc celui qui a un cerveau émotionnel musclé ! N'ayons pas peur de faire travailler notre cerveau pour sortir du marasme psychique. Le « brain building » me paraît désormais au moins aussi utile que le body-building.

Les chocs émotionnels et toutes les blessures affectives de la vie impriment nos circuits neuronaux. Cela
peut être un décès, un accident, une rupture sentimen-
tale, une hospitalisation mal vécue, les tensions familiales ou professionnelles du quotidien. C'est le patron
qui vous harcèle, le collègue de travail qui vous casse les
pieds, la belle-mère envahissante, le conjoint qui
devient pompant, un enfant difficile, le voisin mesquin,
des problèmes de maison, etc. Tous ces soucis vont donc
être gérés, emmagasinés par notre cerveau et seront
générateurs de tensions nerveuses qui s'évacueront au
niveau du corps ou du cerveau lui-même.

Face à ces agressions répétées, un être humain peut
devenir dépressif ou agressif, irritable à l'excès, selon son
adaptabilité au stress. Dépression ou agression, suicide
ou assassinat, c'est-à-dire implosion ou explosion sont le
reflet d'une même réalité : la souffrance ou le dysfonctionnement cérébral. Nous y reviendrons plus loin.

Le médecin auriculothérapeute doit être à l'écoute
de son patient et surtout de ces expressions employées
par le patient car elles localisent très bien un mal sur le
corps et traduisent la souffrance morale qui y est associée. Elles dictent en partie le choix des points à travailler en révélant la coloration émotionnelle d'un mal.
Elles seront dès lors très utiles en acupuncture auriculaire puisque le médecin peut placer des aiguilles sur la
base de ces zones de tension, voire de douleurs indi-
quées par le patient.

Voici quelques exemples d'expressions révélatrices :
- avoir la gorge nouée,
- avoir une boule dans la gorge,
- avoir quelque chose qui reste en travers de la gorge,
- être ulcéré,

- être rongé par quelque chose,
- se faire du mauvais sang,
- avoir un poids sur l'estomac,
- ne pas pouvoir digérer une situation,
- en avoir la nausée,
- c'est à vomir,
- faire chier,
- en avoir plein le cul,
- être étouffé par quelqu'un ou une situation,
- à vous couper le souffle,
- casser les oreilles,
- ne pas pouvoir regarder la réalité en face,
- avoir les yeux exorbités,
- être crispé, être tendu,
- être contracté,
- avoir les nerfs en boule,
- les nerfs à fleur de peau,
- s'arracher les cheveux,
- en avoir des frissons,
- être horripilé,
- en avoir plein le dos,
- en avoir par-dessus la tête,
- la tête qui va exploser,
- avoir le cœur gros, serré, brisé,
- avoir une dent contre quelqu'un,
- en avoir trop sur les épaules…

Les deux dernières expressions sont l'exemple type de maux qui seront à la source d'une multitude de consultations, d'examens, voire d'actes techniques inutiles. Il est évident que le dentiste qui ouvrira la bouche d'un patient qui se plaint de multiples douleurs dentaires variables et changeantes trouvera toujours des choses à faire. Tant mieux en termes de médecine préventive et en termes de prise en charge d'une douleur dont l'origine peut être morale. Mais combien de fois l'auriculo ne fait-elle pas disparaître ce type de problème sans avoir dû consulter le dentiste ? De même pour les douleurs de nuque et d'épaules, combien de nombreuses fois le patient sera soulagé de façon durable et pourra enfin laisser sa pile de radiographies dans un placard et même ses calcifications ?… Bien sûr que la main du dentiste ou du chirurgien restera indispensable dans un certain pourcentage de cas, mais combien de ces cas auraient pu y échapper en soulageant les tensions émotionnelles de ces patients et combien de ces malades continueront à se plaindre malgré des interventions de praticiens chevronnés car ces tensions nerveuses n'auront pas été prises en compte ?

Le langage populaire parfois brutal cache bien des intuitions des choses du monde et de la vie. Savoir y être attentif relève de la sagesse des humbles. Malin est le médecin qui prête une oreille attentive au langage de ses patients. L'auriculothérapeute travaillera donc sur les oreilles de son patient avec les siennes grandes ouvertes !

Passons maintenant aux aspects concrets de l'acupuncture auriculaire.

Il se peut que ce travail soit un pavé dans la mare pour les praticiens puritains. Tant mieux ! Au lieu de travailler chacun séparément, il est temps d'ouvrir de larges tables rondes afin de confronter nos expériences pour propager au mieux l'acupuncture française de Paul Nogier en vue de la progression de cette belle technique et du bien des malades.

La nouvelle anamnèse médicale :
L'anamnèse médicolimbique

L'IRM fonctionnelle et le PET scanner permettent au monde médical de visualiser *in vivo* les processus émotionnels dans l'activité cérébrale et ainsi de prendre conscience de leur importance. Ces manifestations du cerveau limbique influent sur le fonctionnement de l'ensemble du corps humain, c'est-à-dire sur tous nos viscères, sur la peau, les sécrétions hormonales, le système immunitaire, les tensions musculaires, la précision des mouvements, les gestes, la concentration, la mémoire, le sommeil, etc., et considérablement sur les douleurs !

L'influence du cerveau émotionnel dans la survenue d'un symptôme, dans sa perception et dans sa gestion est grande ; il y a souvent un ensemble de facteurs qui concourent à l'apparition d'un événement pathologique, et notamment cette participation limbique.

L'anamnèse classique du malade telle qu'elle est proposée habituellement à l'université (antécédents familiaux, personnels, médicaux et chirurgicaux, allergies, intolérances médicamenteuses, histoire et description des maladies actuelles) n'est plus suffisante. Aussi, à la suite de tout ce que les patients ont libéré, livré pendant les consultations successives d'hypnose et d'auriculothérapie, j'ai voulu revoir mon anamnèse médicale telle que je l'avais apprise pour l'enrichir d'une approche qui tienne compte du cerveau affectif.

Tout médecin, quelle que soit sa spécialité, se doit de considérer son patient non plus comme un assemblage d'organes dont il ne considère que la partie le concernant, mais comme un être humain en constante interaction avec le milieu extérieur et avec une sensibilité, une histoire propre. Le patient entre dans le cabinet médical avec son contexte de vie professionnelle, familiale et personnelle. Il y a beaucoup de chances que la pathologie pour laquelle il consulte ne soit que la partie visible de l'iceberg géré par son cerveau. La mise à nu du patient dans son intimité affective nécessite un climat de confiance et de respect qui se crée par une considération attentive de la dimension humaine. Le thérapeute doit évidemment garder une certaine fermeté afin d'éviter toute perte de temps avec des histoires secondaires.

La prise de la pression artérielle est un geste élémentaire, la prise de la tension limbique l'est tout autant. Le tensiomètre utilisé pour cette dernière est celui de la communication.

En première consultation, on peut prendre dix à quinze minutes pour établir cette anamnèse médicale limbique. Paradoxalement, il vaut mieux laisser peu de temps de parole au patient et lui expliquer d'emblée que derrière tout problème il y a une influence partielle, mais parfois considérable, d'une partie de son cerveau, celle où siègent ses émotions. Je montre toujours deux grands posters qui mettent en évidence les étroites interactions entre le système neurovégétatif (qui régule le fonctionnement des viscères) et ce cerveau limbique.

Ensuite, je dis par exemple ceci : *vous avez une vie professionnelle, une vie familiale et une vie personnelle, une histoire qui est gravée dans votre cerveau. Il va de soi que vous portez en vous des souffrances récentes ou anciennes, que vous avez dû affronter des échecs, des humiliations, des rejets, des chagrins, des blessures affectives. Parfois, il s'agit d'événements brutaux, comme les accidents, les décès, les ruptures sentimen-*

tales, des séparations, mais il y a aussi toutes ces frustrations du quotidien, plus ou moins sournoises, qui s'accumulent au fil du temps. Cela ouvre des portes sur la composante limbique d'un mal.

Pourquoi ne pas demander aux patients s'ils ont un souci, s'il y a une personne du passé ou du présent à laquelle ils pensent tout le temps et qui harcèle leurs pensées ? Ils ne doivent pas nécessairement répondre, ce sont des choses très personnelles, mais cela peut aider le patient à s'ouvrir, à se libérer. La qualité de l'accueil offre l'opportunité d'une mise en confiance qui permettra une meilleure acceptation du geste thérapeutique. Comme signalé plus haut, la connaissance des épreuves affectives orientera un traitement, notamment en auriculothérapie, puisqu'il existe sur l'oreille une zone des blessures psychiques et selon qu'il s'agit d'une personne plus jeune, du même âge, ou plus âgée, ce ne sera pas le même point qui sera piqué. Plus on libère un patient d'une charge émotionnelle pesante, plus vite la guérison se fera car cette charge est un facteur physiologiquement péjoratif. Plus les icebergs des souffrances morales sont mis à jour, plus vite ils fondent et plus libre est le chemin vers un rétablissement plus durable d'une bonne santé. Ceci est vrai dans toutes les disciplines médicales.

Le patient parlera d'autant plus facilement qu'il ne ressentira pas d'intellectualisme ou de vanité de la part du médecin, mais bien une attitude dynamique qui le prend en considération dans sa globalité. *Avez-vous de la colère, de la rage en vous, auriez-vous parfois envie de crier, de hurler, de casser quelque chose, voire d'empoigner ou de frapper quelqu'un ?* Le thérapeute peut mimer ce qu'il dit en serrant les dents, montrant les poings, fronçant les sourcils. *Lorsque vous avez une émotion forte, comme la peur ou la colère, où la sentez-vous ? Ici, là ou là ?* Le docteur peut montrer l'estomac, le sternum, la gorge ou ailleurs. Il placera ensuite une aiguille dans la zone auriculaire correspondant à ce qu'indique le patient.

On le voit, l'anamnèse ne peut pas être un questionnaire standard ni une simple description de faits devant un « fonctionnaire » en tablier blanc. Elle doit devenir une vive interaction patient/médecin, stimulante pour tous les deux. Ceci dit, les confidences du patient peuvent parfois être lentes à venir, mais elles viennent toujours, parfois après deux ou trois consultations. Toutefois, ce que l'on dit ne suffit pas. Il n'y a pas de parole magique, ni de formule clé. Faut-il rappeler que la communication entre deux personnes est tout autant non verbale que verbale ? Il s'agit d'abord d'une attitude de bienveillance, libre de tout préjugé et de tout jugement.

Une phrase peut avoir une répercussion différente chez le patient selon le ton, le rythme, le timbre de la voix. La parole est porteuse d'une énergie qui peut faire vibrer l'interlocuteur ou au contraire le fermer. Lorsque le pape Jean Paul II a lancé *« n'ayez pas peur »*, sa parole a trouvé un écho considérable chez des millions de personnes. Quand Jacques Chirac a tenté la même phrase auprès des jeunes qu'il rencontrait dans un débat télévisé pour les convaincre d'un « oui » à l'Europe, il ne fit qu'augmenter la réticence des sceptiques. Le premier dynamisa le peuple polonais à faire bloc contre la dictature soviétique, le second ne fit qu'accroître le doute des citoyens. Tout est dans la sincérité des propos, leur force, leur authenticité et dans l'empathie envers le patient.

Alors, concrètement, comment peut-on réaliser cette nouvelle anamnèse en un minimum de temps (quinze à vingt minutes) lors d'une première consultation ? Fermeté sans dureté, gentillesse sans mollesse et la relation médecin/malade devient très vite positive.

Nom :	Allergies :
Prénom :	Antécédents familiaux :
Nom de jeune fille :	
Né(e) à/le :	Antécédents personnels, médicaux, chirurgicaux :
Adresse :	
Téléphone :	Histoire actuelle :
Profession :	
Mutuelle :	Traitement en cours :
N° sécu :	Mentions particulières :

Ceci constitue en gros la façon de renfermer un patient dans un dossier médical. Ce plan est également la trame de l'anamnèse médicolimbique, tout simplement. Par contre, dans ce dernier cas, l'« interrogatoire » va être davantage personnalisé et va replacer l'histoire de la maladie dans un contexte général de vie du patient.

Par exemple, demander à un patient sa date de naissance est habituel, mais son lieu de naissance, non. Or, le contexte géopolitique qui entoure une naissance a toute son importance, il suffit de penser à la guerre 40-45. De même, il ne faut pas oublier la guerre d'Indochine ou d'Algérie. Combien de patients n'ont que trop caché ce douloureux passé pour lequel ils se sentent incompris. La profession doit être très précisément définie afin de déterminer le plus exactement possible le contexte de travail et toutes les répercussions que celui-ci peut avoir sur la santé et sur l'équilibre nerveux. Si le médecin montre de l'intérêt et fait preuve de curiosité à propos de ce travail, cela peut déjà décrisper certains patients.

La scandaleuse mise sous pression de nombreux travailleurs par des hiérarchies gangrenées par le culte du chiffre n'en finit plus de révéler ses conséquences désastreuses sur la santé physique et sur l'équilibre nerveux des citoyens. Pensons aux vagues de suicides dramatiques chez Renault ou France Telecom…

On peut aborder la question des antécédents médicaux dans des ordres différents. Questionner d'abord sur les antécédents chirurgicaux et le nombre d'anesthésies générales semble le plus logique, car ceux-ci sont souvent marquants pour le malade. Il est important de leur demander s'ils ont bien récupéré de ces opérations et anesthésies et si tout s'est bien passé. Remarquez qu'il n'existe pas de « petite » opération. Une intervention mineure qui se passe dans un contexte de stress et d'angoisse peut être très mal vécue et difficilement supportée. Lors d'une opération, « l'agression » est triple : physique (le bistouri), anesthésique (les drogues injectées), et émotionnelle (l'anxiété).

Par exemple, une personne avait déjà eu sept interventions chirurgicales sous anesthésie générale sans le moindre problème durant les convalescences. Elle partit pour subir une simple coloscopie pour laquelle l'anesthésie est vraiment courte et légère. Elle revint me voir en urgence quinze jours plus tard, complètement écroulée et sans force depuis cet acte médical banal. Pourquoi ? Il n'y avait aucun élément extérieur ou médical nouveau permettant d'expliquer cette fatigue considérable survenue après cette anesthésie.

Viennent alors les antécédents médicaux cardiologiques, neurologiques, psychiatriques, endocriniens, dermatologiques, les différentes maladies infectieuses contractées, les traitements suivis, etc. Les antécédents gynécologiques et obstétriques doivent également être pris en considération avec soin. Le nombre d'enfants avec âges et prénoms, césariennes, curetage, fausse couches, IVG, épisiotomie, etc., déroulement du cycle, statut hormonal, etc.

Ensuite, on passe à l'équilibre psychoaffectif du patient : comment se porte son moral à l'heure actuelle ? Comment se sent-il dans sa peau ? On peut poser des questions toutes simples du genre : *globalement dans votre vie professionnelle, tout va bien ? Et dans votre famille, avec votre conjoint et vos enfants aussi ? Tout cela est important et influence votre santé.* Ce sont là des perches que l'on tend au patient afin qu'il se livre un peu plus facilement. Rappelons-le, il n'y a pas de phrases clés, simplement le désir d'entrer avec tact dans le monde du patient pour mieux le guider et l'aider à gérer sa maladie, fût-elle davantage somatique ou davantage cérébrale.

Une fois que les antécédents personnels du malade ont été établis et inscrits dans le dossier, on peut en revenir aux antécédents familiaux, le but étant alors de ramener le patient à une époque où il a été marqué, positivement ou négativement, à l'étage parental. Ceci inclut évidemment de demander comme d'habitude s'il y a dans la famille des cas de maladies cardiovasculaires, diabétiques, cancéreuses, dépressives, allergiques, etc.

Si le fait d'évoquer le décès d'un parent semble particulièrement douloureux pour le patient, il est absolument nécessaire d'en faire préciser la date, car c'est une période de l'année où celui-ci sera plus vulnérable nerveusement. Il est indispensable d'apprendre à lire les émotions selon les expressions du visage et dans les réactions musculaires éventuelles *(vos yeux ne disent pas la même chose).*

L'établissement d'un plan global de l'historique du patient avec une échelle du temps permet régulièrement de constater un étonnant parallélisme entre sa vie psychoaffective et les événements médicaux. Par exemple, j'entends fréquemment des remarques du style : « *après le décès de ma fille, je suis devenue une ruine* », « *après que mon mari m'a trompé, rien n'était plus comme avant, j'ai commencé à être malade, à contracter infection sur infection* ». Tous ces événements doivent être recherchés avec délicatesse et compassion, car l'écoute est déjà libératrice pour le patient et peut accentuer l'efficacité d'un traitement quel qu'il soit grâce à une bonne mise en forme limbique.

On peut aussi demander au patient si les relations avec ses parents étaient bonnes, si ses parents s'entendaient bien. *Avez-vous eu un père ou un papa, une mère ou une maman ?* Cette dernière question va l'interpeller particulièrement. On trouvera là l'origine de bien des conflits, souffrances, incompréhensions, rejets, mépris qui laissent dans le psychisme du sujet de véritables plaies souvent restées à vif et qui vont conditionner de nombreuses réactions et comportements. Même à quatre-vingts ans, certains patients n'hésitent pas à faire référence à leur enfance lorsqu'ils sont mis en confiance.

Après avoir défini les antécédents personnels et familiaux, le médecin peut tout simplement demander : *Que puis-je faire pour vous ?* Ainsi, le motif de la consultation sera livré avec moins de réserve et le patient va de lui-même se sentir accueilli humainement dans la globalité de sa vie.

Bien sûr, l'anamnèse pourrait commencer par l'histoire actuelle, la pathologie qui pousse un malade à consulter, mais cette façon va davantage focaliser la rencontre médecin/malade sur une maladie plutôt que sur une personne malade. La considération, le respect et l'écoute procurent au patient le réconfort d'avoir été écouté et entendu. Il ne fait aucun doute que l'auriculothérapie peut ouvrir d'emblée les portes de cette approche compatissante du malade, elle est une relation d'oreille à oreille…

Voici un cas clinique : une dame de trente-cinq ans consulte pour divers symptômes dont des douleurs cervicodorsales terribles. La valse des examens et des essais thérapeutiques a été longue (radiographies, scanners, IRM, hospitalisation, infiltrations, corticothérapies, antalgiques, calmants, massages, mise en traction, balnéothérapie, etc.). Lors de la première consultation, je devais constater que, dès que ma voix se faisait plus douce et mon expression plus chaleureuse, la gorge de cette dame se nouait, son élocution devenait plus hésitante et elle retenait ses larmes. Sa pathologie avait débuté brutalement cinq mois plus tôt et ne l'avait plus quittée. C'était durant la nuit, pile à la date anniversaire du décès de sa fille âgée de treize ans, disparue huit ans auparavant, atteinte d'un syndrome de West apparu dès les premiers mois de la vie… Le cerveau de cette dame criait sa douleur affective au travers de son corps, mais il n'avait pour écho que l'intellectualisme déshumanisé de praticiens de l'art de guérir, jetant aux oubliettes les réalités neurophysiologiques du système nerveux limbique qui conditionne sans relâche le fonctionnement de la merveilleuse entité cérébrosomatique que nous sommes chacun !

Si dans des cas d'urgence, il ne sera pas possible de consacrer ces pauvres quinze petites minutes à la découverte de son patient, cela n'empêche pas de garder à l'esprit une dynamique relationnelle qui se veut avant tout humaine par un sourire, un geste affectueux ou une parole encourageante. La machine biologique ultra-complexe et perfectionnée a accédé à la dimension humaine. Dans l'intégration de celle-ci à la pratique médicale, il est devenu indispensable de rassurer, apaiser, réconforter par une parole, un geste, un sourire, et tout particulièrement aussi dans ces situations d'urgence. Les médecins qui prennent le temps de découvrir le cerveau limbique et qui ont l'humilité de se remettre en question dans leur approche trouveront à la lumière de ce système nerveux émotionnel un nouvel élan dans leur pratique. Ils se doivent donc de garder une période en consultation pour cette rencontre intime avec une personne. La physiologie de la guérison en dépend.

L'oreille,
un clavier pour l'ordinateur cérébral

Notre système nerveux se scinde académiquement en deux : d'une part, le système nerveux central (SNC), et d'autre part, le système nerveux périphérique (SNP). Très schématiquement, le SNC est formé par l'encéphale (intracrânien avec deux hémisphères cérébraux, deux hémisphères cérébelleux et le tronc cérébral) et la moelle épinière qui prolonge le tronc cérébral dans la colonne vertébrale.

De la partie crânienne du SNC, et plus précisément du tronc cérébral, qui nous intéresse ici, sortent des nerfs crâniens dont deux vont donner des rameaux au pavillon auriculaire. Il s'agit du nerf trijumeau (n° 5) et du nerf vague (n° 10).

De la partie vertébrale du SNC, c'est-à-dire de la moelle épinière, partent des nerfs rachidiens à destination du tronc et des membres. Les deux nerfs rachidiens cervicaux supérieurs vont former le plexus cervical supérieur duquel sera également issue une branche pour le pavillon auriculaire.

Tous ces nerfs sont doubles (gauche et droite), ils peuvent être composés de fibres nerveuses pour la sensibilité, la motricité et de fibres neurovégétatives orthosympathiques et/ou parasympathiques, mais chaque nerf n'est pas obligatoirement composé de ces trois types de fibres. Rappelons que le système nerveux neurovégétatif (appelé également système nerveux autonome) est composé d'un versant orthosympathique (ou simplement sympathique) et d'un versant parasympathique.

À titre d'exemple, la stimulation sympathique peut provoquer une accélération cardiaque, une ouverture des bronches, de la constipation ou l'éjaculation alors que la stimulation parasympathique ralentit le cœur, diminue le diamètre des petites bronches, met en marche la digestion, voire provoque la diarrhée et entraîne l'érection. Tous nos viscères sont donc sous la régulation de ce système neurovégétatif, avec un équilibre entre influence sympathique et parasympathique. De façon simplifiée, le sympathique est dominant en période d'activité et le parasympathique durant la digestion. Cet équilibre est directement influencé par nos émotions. Nous y reviendrons régulièrement.

Le nerf vague, appelé également pneumogastrique, mérite une attention particulière. Il est issu du tronc cérébral, descend du crâne en passant par le cou et va donner des branches à la plupart de nos organes thoracoabdominaux. Avant de quitter la tête, ce nerf va donner un rameau auriculaire. Notre oreille a donc une innervation partagée avec celle de nombreux viscères. Je conseille aux médecins (certains professeurs d'université y compris) de consulter à ce sujet ce remarquable livre d'anatomie reprenant les planches anatomiques de Frank H. Netter (*Atlas d'anatomie humaine, 2ᵉ édition*, aux éditions Maloine). La planche N° 112, tête et cou, montre très bien la connexion entre l'oreille et le nerf vague. Les sceptiques peuvent aussi consulter le travail merveilleux d'André Leblanc dans son ouvrage *Système nerveux encéphalopériphérique*, aux éditions Springer, véritable Bible des neurochirurgiens et neuroradiologues.

Comme signalé plus haut, un autre nerf crânien vient innerver l'auricule : le nerf trijumeau, bien connu des patients qui souffrent de ces terribles névralgies du trijumeau. Ce nerf N° 5 est formé de trois branches pour la sensibilité de la face. La branche supérieure dite ophtalmique, innerve le tiers supérieur du visage, la branche moyenne dite maxillaire, le tiers moyen et la branche inférieure dite mandibulaire, le tiers inférieur. Cette branche mandibulaire donne un nerf auriculotemporal à destination de l'oreille.

Enfin le pavillon auriculaire reçoit une troisième innervation importante via le grand nerf auriculaire et le nerf mastoïdien issus des nerfs rachidiens C2 et C3 via le plexus cervical supérieur déjà cité en début de chapitre. Ce plexus s'anastomose avec le système nerveux orthosympathique qui joue également un rôle essentiel dans la régulation fonctionnelle de nos viscères.

Un autre nerf crânien amène également des fibres nerveuses au pavillon auriculaire mais en moindre quantité, il s'agit du nerf facial (N° 7).

Tout le reste du corps est innervé en bandes, appelées métamères, correspondant chacune au nerf rachidien issu de la colonne vertébrale à leur niveau. Cela permet de dessiner à la surface du corps des bandes horizontales d'innervation (par exemple la bande D5 est celle du niveau des seins et la bande D10 celle de l'ombilic). Ces territoires sont larges alors qu'au niveau de l'oreille, sur une toute petite zone, il y a une triple innervation avec une très forte densité de récepteurs nerveux et de très nombreuses connexions (anastomoses) entre ces réseaux nerveux. Imaginons un arbre avec toutes ses branches et entre ces branches se trouveraient d'autres branches qui les relieraient directement les unes aux autres. Les ramifications communiqueraient entre elles sans repasser par les gros axes.

Voilà toute la richesse nerveuse de notre oreille. L'oreille reçoit donc sa sensibilité de nerfs crâniens (N° 10, 7 et 5) et de nerfs rachidiens. Située à cet étage du SNC, cette connectique permettra une réflexothérapie centrale et périphérique de forte intensité, tout particulièrement sur les voies nerveuses de la douleur, que cette douleur soit physique ou morale.

Le but de ces quelques lignes simplifiées est de faire comprendre que, par la stimulation de l'oreille, on peut avoir une action vers le cerveau et vers le corps. Les informations envoyées au cerveau depuis l'oreille vont quitter le pavillon auriculaire et transiter par le tronc cérébral, zone charnière entre la moelle épinière et le cerveau lui-même. Dans ce tronc cérébral, on trouve de nombreux noyaux nerveux et une formation particulière appelée la Réticulée qui filtre toutes les informations circulant entre la tête et le corps par des voies nerveuses ascendantes sensitives et descendantes motrices. L'action de cette Formation Réticulée peut être activatrice ou inhibitrice sur les influx nerveux qu'elle filtre. On peut donc schématiser en disant que l'oreille va jouer le rôle d'un clavier pour l'ordinateur cérébral en entrant en connexion avec cette multitude de voies nerveuses ascendantes et descendantes. Cette connectique ultra-complexe et ultra-précise dépasse nos moyens actuels d'investigations. Cette précision explique la difficulté à devenir un auriculothérapeute de talent.

Par exemple, un genou douloureux va se traduire par une zone précise sur l'oreille particulièrement sensible et douloureuse à la palpation. La puncture de cette zone va agir sur cette douleur. Par cette action, on va interagir avec un circuit nerveux (c'est-à-dire électrique) déchargeant des influx nerveux générateurs de douleurs. De la même façon, en piquant le point de la musculature cervicale, on pourra soulager aisément une raideur de la nuque. Lorsqu'un patient se plaint de douleurs gastriques, on pique le point sensible trouvé dans la zone de l'estomac. Les précisions techniques seront données ultérieurement. Une topographie exacte sera également décrite.

Mais attention, il ne suffit pas d'avoir recours à une carte détaillée des points pour avoir une action thérapeutique réellement efficace. Le praticien se doit de respecter une logique neurophysiologique et neuroanatomique, ce qui nécessite de réétudier toutes ces matières souvent abandonnées dans les greniers de la mémoire et de la maison. Le choix de la combinaison des points doit suivre un raisonnement précis. Si l'on cherche un maximum de résultats, il faut faire preuve de créativité et sortir des schémas standard de traitement.

Par son branchement sur la Formation Réticulée du tronc cérébral, l'oreille est en contact avec les informations ascendantes et descendantes qui circulent en permanence entre la tête et le corps. L'oreille en soi est une représentation du corps humain. Elle est capable d'agir sur cette merveilleuse entité psychosomatique et somatopsychique qu'est l'être humain. Il convient de ne pas la guillotiner en séparant « soma » et « psyché ». Le mot « psychique », ou plus à la mode « psy », est devenu archaïque et flou et laisse transparaître toute la méconnaissance du cerveau humain. Pourquoi donc ne pas parler plus clairement d'équilibre « **cérébrosomatique** » ? L'esprit, le mental, le moral, l'âme, etc., tous ces termes traduisent des éléments de la vie qui s'articulent sur un organe : le cerveau. Appelons un chat, un chat et donc un organe par son nom.

En termes de neurophysiologie, cette notion de « cérébrosomatique » est bien plus conforme à la réalité des connaissances actuelles et traduit l'indissociabilité de la magnifique entité que nous sommes chacun… Le cerveau est dépositaire de l'esprit, du « psy », de l'âme. Alors ne nous cachons plus derrière des mots vagues et parlons clairement de cet organe fabuleux, dépositaire de la conscience et de l'inconscient. « Veiller » sur nous fait partie de ses prérogatives, nous lui appartenons donc autant qu'il nous appartient. « Ma » tête, « mon » cerveau, oui mais prudence car il a ses programmations qui nous échappent… Nous pouvons l'instruire, l'éduquer, mais il nous contrôle et nous gère tout autant.

Autrefois tirer l'oreille d'un enfant, c'était lui donner instinctivement un stimulus de nature à le ramener à un comportement plus adapté. En médecine, piquer avec précision le pavillon auriculaire, c'est aider neuro-physiologiquement un être humain à moins souffrir, à mieux fonctionner, à être plus lui-même. C'est un véritable entretien de l'ordinateur cérébral.

Le matériel d'auriculothérapie

Le matériel de base de l'auriculothérapeute se limite à des **Aiguilles Semi-Permanentes (ASP)** et des tampons d'alcool. C'est si peu encombrant et d'une telle légèreté que bon nombre de praticiens bienveillants ont sur eux, dans une poche de leur veste ou dans leur mallette, une petite plaquette d'ASP au cas où…

Sinon, il convient d'avoir dans son cabinet :

- de l'alcool dénaturé (additionné éventuellement d'essence de lavande),
- de l'eau oxygénée (H_2O_2),
- des tampons d'ouate,
- des cotons-tiges,
- des Aiguilles Semi-Journalières (ASJ),
- des aiguilles classiques d'acupuncture chinoise (13-18 par exemple, peu douloureuses mais très souples ou les DN 25 de la Sedatelec plus fermes),
- l'un ou l'autre palpeur pour la détection des points douloureux,
- un Agiscop DT de Sedatelec (pour la détection électronique du point) ou Pointoselect de Schwa Medico,
- un laser IR type Nextlaser de Sedatelec (très utile en pédiatrie),

- des oreilles en caoutchouc (qui permettent de préparer et concevoir les traitements en les visualisant à l'avance),
- des tampons encreurs avec la représentation des oreilles, (pour imprimer sur les dossiers),
- des échelles d'évaluation de la douleur ou du symptôme,
- des schémas de traitement (pour les débutants ou pour des pathologies plus complexes comme celles relatives aux nerfs crâniens),
- des fiches de neuroanatomie (en cas de doute ou de défaillance de la mémoire…),
- un bon éclairage (scialytique ou lampe frontale),
- des posters d'acupuncture auriculaire (pour l'ambiance).

Voici une petite anecdote au sujet de la facilité d'emploi des ASP : cela se passe dans l'auditoire d'un hôpital parisien. Un jeune patient d'une vingtaine d'années a accepté de venir de Bretagne pour une séance d'hypnose médicale afin de traiter des douleurs de la nuque dont il souffre depuis très longtemps. Une cinquantaine de médecins anesthésistes, généralistes, psychiatres et psychologues suivent attentivement la séance. Une heure avant, lors du déjeuner, une psychologue s'était également plainte d'une douleur similaire traînante à la nuque. Le déjeuner terminé, l'auriculothérapeute présent lui place six ASP. En fin de journée, la douleur a déjà bien diminué et la charmante psychologue retrouve nettement plus de mobilité au niveau de la nuque. Au cours suivant, un mois plus tard, elle va tout à fait bien ; le courageux Breton, quant à lui, revenait à l'auditoire parisien pour une troisième séance d'hypnose, son état s'était modérément amélioré...

Instruments de détection d'un point

La densité cutanée en récepteurs nerveux à la douleur, appelés nocicepteurs, au niveau du pavillon auriculaire semble être au moins aussi dense qu'au niveau de la pulpe des doigts, à en juger la douleur vive, mais très brève qui suit la puncture de certains points. Cette richesse en récepteurs à la douleur explique en partie pourquoi la puncture auriculaire est globalement plus sensible que l'acupuncture chinoise pour une majorité de points. La sensibilité de ces nocicepteurs peut être fortement accentuée lorsqu'il y a une pathologie sous-jacente.

Il existe différents types de palpeurs pour détecter l'hypersensibilité des zones auriculaires recherchées. Les palpeurs les plus connus sont ceux du docteur Nogier. Ils sont très utiles pour exercer sa sensibilité à la palpation, du moins durant les premières années de pratique. Le support en plastique des aiguilles auriculaires (ASP) peut déjà servir de palpeur pour une main expérimentée, et de plus, il est stérile. Avec une bonne expérience, la pression exercée par la main sur ce petit palpeur rigide peut se faire avec une sensibilité extrêmement précise.

La deuxième possibilité est électronique : un instrument de détection permet de situer et stimuler électriquement les points. On prend ici en compte la moindre résistance électrique, et donc mesurable, des points auriculaires. Les deux appareils les plus connus sont l'Agiscop DT de chez Sedatelec ou le Pointoselect de Schwa Medico. Ils permettent une détection différentielle du point, écartant ainsi toutes les interférences telles que l'humidité de la peau. La mise de gants en latex ou vinyle nous évite d'interférer avec le circuit électrique du patient. Il existe d'autres détecteurs électroniques plus simples, mais nettement moins précis et qui nécessitent d'être utilisés sans gants pour pouvoir fonctionner. La détection du point s'affiche simplement par l'allumage d'une petite diode lumineuse ou d'un signal sonore. Dans ce cas, le circuit électrique est patient/appareil/médecin/patient.

La détection académique du point se fait donc dans l'ordre suivant :
- localisation de la zone pathologique sur l'oreille,
- palpation digitale de l'oreille qui peut déjà révéler une zone douloureuse,
- palpation au palpeur bleu de Nogier (ou autres),
- détection des points par l'Agiscop DT ou Pointoselect.

Cet ordre est dit académique afin de se faire la main. Le raisonnement neurophysiologique restera le plus sûr et le plus prudent. Personnellement, je recherche avant tout les points douloureux avec le support en plastique de l'ASP sur les zones concernées par la pathologie.

Stimulation des points
et fréquence de traitement

La stimulation des points d'acupuncture auriculaire peut se faire de différentes façons. La plus répandue est celle effectuée par des Aiguilles Semi-Permanentes (ASP), stériles et à usage unique, fabriquées en France par Sedatelec à Lyon. L'ASP est logée à l'extrémité d'un dispositif en plastique. L'aiguille et son support d'application sont stériles ; ce dispositif est bien entendu à usage unique.

Les ASP se tiennent entre le pouce, l'index et le majeur. Sur certains reliefs de l'auricule, il sera préférable de tenir l'ASP comme un stylo. Par une simple pression et un petit mouvement de poignet, le thérapeute va déclencher un mécanisme comparable à un piston qui glisse dans un cylindre, ce qui enfoncera l'aiguille dans la peau du pavillon auriculaire parfois jusqu'au cartilage selon les zones puncturées. Certaines écoles préconisent la stimulation magnétique de l'aiguille une à deux fois par jour par le patient lui-même. L'extrémité supérieure du dispositif en plastique de l'ASP porte un petit aimant qui peut être utilisé à cet effet. Le nombre d'aiguilles placées variera selon la pathologie, son ancienneté, la sensibilité du patient et le niveau de douleur également. La moyenne est de six à huit aiguilles, placées uni- ou bilatéralement. Une douleur suraiguë peut nécessiter un « bombardement de l'oreille » avec la pose de dix à quinze aiguilles et le criblage de certaines zones.

Cette minuscule aiguille de trois millimètres (dont deux seulement en intradermique) va tomber spontanément après un délai variant de deux jours à six semaines. Dans certains cas, elle peut rester un minimum de quelques heures ou un maximum de deux mois. Le patient peut se laver, prendre sa douche, aller à la piscine, au sauna, chez le coiffeur, etc. Il lui est juste recommandé de ne pas frotter l'oreille avec un gant de toilette ou une serviette et d'éviter l'emploi de cotons-tiges.

Une deuxième possibilité de stimulation du point auriculaire se fait par Aiguilles Semi-Journalières (ASJ), type DN 25 de Sedatelec, ou par simples aiguilles d'acupuncture chinoise type 13-18 ; ces dernières étant un peu fines, elles exigent une certaine expérience car elles plient facilement mais, par contre, elles sont peu douloureuses. La puncture directe à l'ASJ est identique à celle effectuée en acupuncture traditionnelle chinoise. Les aiguilles restent alors d'une demi-heure à une heure maximum. Les ASP et les ASJ peuvent être employées conjointement et donner des résultats excellents.

Ces ASJ permettent un travail très intéressant par :
- puncture directe du point,
- transfixion (on traverse par exemple le Tragus de part en part),
- embrochement,
- criblage d'une zone (se fait également avec les ASP).

La transfixion permet de traverser plusieurs zones (de deux à trois le plus souvent) avec une seule aiguille et un effet de moindre douleur pour le patient que s'il eût été nécessaire d'employer deux ou trois aiguilles.
Exemple :
- épaule → ganglion stellaire (ganglion cervical inférieur),
- trijumeau sensitif → trijumeau moteur,
- ligne des sons → thalamus,
- musculomère lombaire → ganglions sympathiques lombaires → intestins,
- moelle sensitive → moelle motrice.

L'embrochement est un peu l'équivalent du surjet dermodermique en chirurgie. On va donc prendre en enfilade avec l'aiguille plusieurs points pour un même organe en restant parallèle à la peau.
Exemple : moelle cervicale de C5 à C7 (une technique par utilisation de fils de suture est en cours d'étude). Elle

permettrait une action de plusieurs semaines. Par ailleurs, l'anesthésie locale empêcherait l'effet de stimulation directe particulièrement importante pour avoir une forte impulsion thérapeutique de départ. Celle-ci est comme un mini-électrochoc pour le patient.

La technique de stimulation par laser IR (Infra Rouge) type Nextlaser de Sedatelec est très utile en pédiatrie, ostéopathie, kinésithérapie ou même kinésiologie. Elle nécessite une connaissance de la cartographie auriculaire globale. L'application de la sonde sur la peau couvre d'emblée une partie importante de la zone à traiter. Elle ne requiert pas autant de précision que dans la pose des ASP, vu la largeur du faisceau infrarouge par rapport à l'aiguille.

La stimulation des points peut également se faire par électrostimulation avec des appareils type Agiscop DT ou Pointoselect qui ont l'avantage de permettre à la fois la détection et la stimulation électrique du point. Il existe aussi des sondes lumineuses pour le traitement par chromothérapie.

On trouve enfin des petits palpeurs en verre ou métalliques à extrémités arrondies permettant une stimulation par des palpations modérées ou fortes. Citons cette anecdote d'un professeur réveillé dans un train de nuit par une violente crise de colique néphrétique qui s'est alors autostimulé le point du mésonéphros pendant une demi-heure avec une pointe de crayon… son soulagement fut rapide.

Les massages auriculaires ne sont pas décrits ici. Ils peuvent être délicats, légers ou appuyés, stimulants ou relaxants. Ils sont bien plus qu'un simple massage, le cerveau n'étant pas loin. Les doigts d'un thérapeute sont comparables à ceux d'un pianiste ou d'un violoniste : il y a des nuls, il y a des virtuoses. Par exemple, masser en douceur et avec lenteur l'oreille d'un patient sous hypnose, tout en y déposant des suggestions thérapeutiques avec tact, induit cette alchimie cérébrale qui résulte de l'association remarquable de l'hypnose et de l'auriculothérapie.

Les résultats vont apparaître après un laps de temps très variable d'un patient à l'autre et d'une séance à l'autre. L'effet peut être immédiat, parfois quelques minutes suffisent pour que le patient sente déjà une amélioration d'une douleur, d'une tension nerveuse, d'un stress ou d'une obstruction nasale par exemple. Il n'est pas rare qu'il éclate en sanglots sur la table d'examen tant il est à bout sur le plan émotionnel. Le plus souvent, l'amélioration se fera ressentir dans les jours ou les semaines à venir et se consolidera au fil des séances dans une majorité de cas.

On peut cependant observer une sorte d'habituation ou une atténuation des effets au cours des séances ultérieures. Il est rare que les symptômes reprennent leur intensité initiale. Entre deux séances, il est par contre logique d'observer une diminution de l'amélioration par rapport à la première séance. Le patient doit le savoir afin de ne pas s'inquiéter. L'effet le plus marqué est souvent ressenti lors des premières séances. Cela s'explique aisément : le patient consulte avec une souffrance maximale au départ et l'effet lui apparaît donc maximum les premiers mois, de la même façon qu'une baisse de température sera davantage ressentie en passant de 40° à 38° que de 38° à 37°. Mais dans bon nombre de cas, l'amélioration ira crescendo au fil du temps.

Ce qui est certain, c'est qu'il faut absolument éviter un arrêt brutal du traitement sous peine de risquer une rechute. Il faut également bien noter toutes les plaintes du patient, les principales comme les secondaires. De fait, un patient dira parfois « *cela ne m'a rien fait* », mais lorsqu'on lui relira les différentes plaintes exprimées à la consultation précédente, il avouera qu'un certain nombre de petits maux chroniques ont disparu.

Après trois séances, les choses doivent avoir bougé, d'aucune manière il ne faut dépasser cinq séances s'il n'y a eu aucune réponse au traitement. En acupuncture chinoise, la période d'essai peut aller de dix à quinze séances. Ici, jamais, cela serait purement malhonnête. Le premier raisonnement n'étant pas forcément toujours le bon, il faudra parfois réorienter l'approche de la pathologie. Un mur ne cède pas au premier coup de marteau...

Au fur et à mesure de l'amélioration, on espace les séances de plus en plus pour arriver à un rythme d'entretien de deux à trois séances par an. C'est excellent pour l'équilibre nerveux, et notre cerveau mérite bien cela ! L'auriculothérapie est d'une part thérapeutique, et d'autre part elle est pour le cerveau ce qu'est un entretien pour une voiture, c'est-à-dire préventive. Avec la santé, on a tendance à attendre la panne pour consulter son médecin !

La fréquence des séances variera donc selon l'intensité des symptômes et selon le type de pathologie. Pour la peau et les migraines par exemple, tous les deux mois minimum, du moins au début du traitement. Il s'agit de maintenir une information au niveau du SNC. Il faut donc stimuler régulièrement pour que celle-ci devienne durable, mais pas trop souvent, c'est un équilibre à trouver. On ne frappe pas trop souvent à la porte du PDG sous peine de le contrarier ou d'avoir la porte close. À l'inverse, il ne faut pas se faire oublier.

Des aggravations temporaires sont rares mais possibles. Dans les heures ou les jours qui suivent la pose des ASP, le patient peut éventuellement ressentir une vitalité exacerbée ou au contraire une fatigue et une lassitude excessive. Il peut se produire pendant quelques heures une sorte d'euphorie due à la libération d'endorphines. Exceptionnellement le patient peut se sentir « bizarre » dans sa tête deux, trois semaines. Quelquefois, il se met à exprimer brutalement des tensions, des colères contenues depuis des mois, ce qui ne plaît pas toujours aux proches. Il est tout de même impressionnant de voir le nombre de symptômes somatiques qui s'atténuent, voire disparaissent rien qu'en soulageant les tensions nerveuses.

Le thérapeute peut se contenter de travailler techniquement, de rechercher minutieusement des points de puncture, de les piquer avec une grande précision (l'épicentre de la zone hyperalgique est parfois d'un demi-millimètre), il aura à coup sûr de bons résultats dans une majorité des cas. Mais puisque la consultation est une relation « intime » et confidentielle avec un être qui sera souvent en souffrance morale, autant lui accorder un peu de temps, un peu de compassion. Cela permettra d'être d'autant plus précis dans le choix des points « psychiques ». Je conseille donc d'avoir un esprit reposé et serein pour pratiquer. Garder un raisonnement logique, toute son intuition et toute sa créativité nécessitent un minimum de sérénité de la part du thérapeute pour obtenir le plus d'efficacité possible.

Degré de précision

Si l'efficacité de l'acupuncture auriculaire est incontestable et remarquable, il n'en reste pas moins un grand nombre d'interrogations selon les écoles qui existent dans le monde. La localisation des points va être quasi identique en ce qui concerne les membres supérieurs, les membres inférieurs, la colonne vertébrale, les poumons, les tractus digestifs et les organes urogénitaux. Par contre pour les points du système nerveux, il y a des variations sensibles d'une école à l'autre. Il y a également de nombreuses variations morphologiques et aucune oreille n'est semblable. Il y a donc un travail d'appréciation géométrique d'une oreille qui peut varier d'un praticien à l'autre.

Globalement, la représentation du corps et du cerveau sur le pavillon auriculaire va se retrouver dans des zones de haute probabilité, mais avec des fluctuations quelquefois importantes. Tout comme sur la circonvolution pariétale ascendante du cerveau, la zone de la main est très étendue sur l'auricule. Ainsi, pour trouver le point d'un index douloureux, il faut parfois chercher quelques minutes.

Ce qui est sûr, c'est que la puncture d'un point douloureux à la palpation doit s'opérer avec une précision qui peut atteindre l'ordre du demi-millimètre. Très souvent, on ne trouvera dans une zone sensible qu'un seul point révélant une douleur très aiguë à la palpation. C'est celui-là qu'il faut choisir. Piquer à vue dans la zone de l'estomac risque de faire diminuer sensiblement l'efficacité du traitement. C'est pourquoi l'utilisation d'un détecteur électronique et surtout la recherche d'un point particulièrement douloureux à la palpation provoquant ce qui est appelé le signe de la grimace chez le patient restent particulièrement conseillées. Par ailleurs il existe des points douloureux ou de petites zones douloureuses qui se retrouvent chez tout le monde, comme par exemple le point zéro qui équivaut globalement à la cicatrice de l'ombilic.

L'efficacité parfois surprenante tient très probablement à cette précision avec laquelle l'aiguille est implantée au bon endroit. Reste une inconnue : des points tels que ceux des nerfs crâniens relèvent-ils d'une vue de l'esprit ou ont-ils une représentation concrète sur le pavillon auriculaire ? Le nerf trijumeau (n° 5) est le plus gros nerf crânien et sa représentation à l'oreille doit en être d'autant plus importante, ce qui expliquerait en partie l'efficacité de la technique dans les céphalées, les migraines ou les névralgies du trijumeau. Le nerf vague (n° 10) innerve une bonne partie de nos organes thoracoabdominaux ; ceci peut permettre aussi de comprendre une action réflexe favorable sur le fonctionnement de ces organes (cœur, poumons, estomac, intestins entre autres). Un effet bénéfique sur les pathologies dépendant des autres nerfs crâniens est souvent moins probant.

Malgré cela, les vertiges d'origine vestibulaire sont très bien atténués lorsqu'ils sont confiés à des mains expérimentées. Par contre les acouphènes sont plus difficilement soulagés et les résultats très variables. Est-ce une question de pouvoir trouver le point exact ou est-ce la limite de la technique ? Une limite évidente est la structure microscopique du point à laquelle se trouvent confrontés les doigts et les yeux du praticien !

Bernard Leclerc, adjoint à la société française d'auriculothérapie, a l'habitude de dire aux étudiants « de la précision et une précision diabolique ». Effectivement, plus la puncture du point détecté est précise et mieux ça marche.

Le meilleur mode d'emploi n'existe pas. Chaque thérapeute découvrira ses petits trucs et se fera sa propre expérience. L'écoute du patient, le calme, un bon éclairage, une recherche minutieuse du point douloureux, une fixation attentive du point à puncturer sont les premiers éléments de la réussite. Les échecs peuvent être autant ceux du thérapeute, que ceux de cette technique.

Ces quelques remarques auront certainement choqué les puritains. Dans toutes les disciplines médicales, il y a des praticiens qui ont un besoin maladif de compliquer les choses, d'autres de les simplifier un peu trop. Je conseille d'ailleurs aux patients de consulter de « vrais » auriculothérapeutes, car une oreille vierge a toujours plus à donner, et la relation médecin/patient est plus intime qu'il ne puisse y paraître. **Ne confiez donc pas votre oreille à n'importe qui** !

Liste des points utilisés
en auriculothérapie avec leur abréviation

Les points les plus courants sont notés en gras :

- **Épaule**	- Bassin
- Bras	- **Hanche**
- **Coude**	- Cuisse
- Avant-bras	- **Genou**
- **Poignet**	- Jambe
- **Main**	- **Cheville**
- **Pouce**	- **Pied**
- Index	- Gros orteil
- Majeur	- 2e orteil
- Annulaire	- 3e orteil
- Auriculaire	- 4e orteil
	- 5e orteil

- **Articulation temporomandibulaire (ATM)**

- Colonne vertébrale : vertèbres :

- **C1**	- D10
- **C2**	- D11
- C3	- **D12**
- C4	- **L1**
- **C5**	- **L2**
- **C6**	- **L3**
- **C7**	- **L4**
- **D1**	- **L5**
- **D2**	- **S1**
- D3	- S2
- D4	- S3
- D7	- S4
- D8	- S5
- D9	- Coccyx

- Colonne vertébrale : **disque** : en rapport avec la vertèbre sus-jacente (exemple : hernie discale L5-S1 : utiliser le point en regard de ces deux vertèbres), (DISC)

- Colonne vertébrale : **musculature** paravertébrale : en rapport avec le niveau correspondant (exemple : musculature cervicale = niveau C7), (MUSC)

- **Dermomères** : innervation cutanée dépendante de la racine nerveuse sensitive issue de la moelle épinière à un niveau vertébral donné (exemple : le sein : dermomère D5), (PEAU OU DERMO)

- **Sinus, nez**	- **Pylore**
- **Langue**	- **Foie/vésicule**
- **Pharynx**	**(à droite) (F/V)**
(GP = gorge profonde)	- **Pancréas**
- **Trachée**	**(à gauche) (PAN)**

- Poumons
- Œsophage
- Cardia
- Estomac

- Intestin grêle (INT)
- Colon
- Rectum
- Anus

- Cœur

- Ombilic

- Reins

- Vessie
- Mésonéphros (MESO)

- Clitoris
- Vagin
- Utérus
- Ovaires
- Pénis

- Prostate
- Vésicules séminales
- Testicules
- Jérôme Bosch (JB)

- Oméga (Ω)
- Oméga' (Ω')
- Oméga" (Ω")

- Corticosurrénales
  (cortico)
- Médullosurrénales
- Thyroïde
- TSH

- FSH/LH
  (PG = point génital)
- ACTH
- Thymus
- Point de synthèse (PS)

- Point d'allergie (HISTAMINE)

- Corps calleux (CC)
- Commissure blanche antérieure (CBA)
- Commissure blanche postérieure (CBP)
- Rhinencéphale (RHIN)
- Point maître sensoriel (PMS)
- Œil
- Locus ceruleus (LOC CER)

- **Raphé**
- **Tronc cérébral (TR CER)**
- **Réticulée** (FR = formation réticulée)
- **Thalamus**
- **Hypothalamus antérieur (HA)**
- **Hypothalamus postérieur (HP)**
- **Hypophyse (HYPO)**
- **Cervelet**
- **Nerfs crâniens** (**1, 2, 3,** 4, 6, **7, 8**, 9, 10, 11, 12) (**NC**)
- **Trijumeau sensitif** (subdivisé en trois : ophtalmique **V1**, maxillaire **V2**, mandibulaire **V3**)
- **Trijumeau moteur (Vm)**
- **Ligne des sons (LS)**, subdivisée en trois : antérieure, moyenne, postérieure
- **Amygdale cérébrale (AMYGD)**
- **Hippocampe (HIPP)**
- **Épiphyse (EPI)**
- **Point maître orthosympathique (PMOS)**
- **Point maître parasympathique crânien (PMPSC)**
- **Point maître parasympathique pelvien (PMPSP)**
- **Plexus cervical supérieur (PCS)**
- **Plexus brachial (PL. BRA)**
- **Plexus lombaire (PL. LOMB)**
- **Plexus sacré (PL. SACRE)**
- **Plexus solaire (O)**
- **Plexus bronchopulmonaire (PBP)**
- **Plexus intercarotidien (PIC)**
- **Moelle nerveuse sensitive** (en rapport avec le niveau de la vertèbre correspondante)
- **Moelle nerveuse motrice** (en rapport avec le niveau de la vertèbre correspondante)
- **Ganglion nerveux orthosympathique** (à chaque niveau vertébral sauf au niveau cervical : ganglion cervical supérieur, moyen ou inférieur)

- **Pars intermediolateralis** (de D1 à L2) (**PIL**)
- **Oreille interne (OR INT)**
- **Agressivité = TSH (AGR)**
- **Angoisse = Rhinencéphale (RHIN)**
- **Cosmonaute (COSMO)**
- **Génital = FSH/LH (PG)**
- **Météo**

Pour les consciencieux : rappel de l'innervation sympathique segmentaire :
- T1 à T5 : tête, cou, cœur
- T2 à T4 : bronches, poumons
- T2 à T5 : membre supérieur
- T5 à T6 : œsophage
- T6 à T10 : estomac, rate, pancréas
- T7 à T9 : foie
- T9 à T10 : intestin grêle
- T10 à L1 : reins, organes génitaux
- T10 à L2 : membre inférieur
- T11 à L2 : gros intestin, urètre et vessie

La dénomination de ces points découle directement de l'organe ou de la fonction auxquels ils font référence. Comme déjà expliqué plus haut, le choix des points sera d'autant plus efficace qu'un diagnostic précis aura été établi. La connaissance de la physiopathologie sous-jacente et de la neuroanatomie se rapportant à la zone considérée facilitera l'élaboration d'un schéma thérapeutique efficace. La puncture des points commencera donc par le point de l'organe à traiter, suivie des points correspondant aux voies nerveuses d'innervation de cet organe en incluant les systèmes nerveux périphérique et central.

Le système nerveux autonome (orthosympathique et parasympathique) influence en permanence le fonctionnement de l'organisme. Ses points sont omniprésents dans les schémas thérapeutiques. Pour l'orthosympathique, nous avons à notre disposition : HP, PMOS, PIL dorsolombaire, Ggl cervicaux, dorsaux, lombaires et sacrés. Pour le parasympathique, nous avons : HA, PMPS crânien et pelvien. De plus, les points de plexi favorisent une bonne régulation du ou des organes qui en dépendent.

En pratique, il faut reconnaître que bon nombre de ces points sont très proches et regroupent donc des zones d'action sur tel ou tel organe.

Les plans de traitement présentés dans ce livre ouvrent une large voie pour se mettre à l'ouvrage.

PS : se reporter aux schémas inclus dans cet ouvrage (p. 157 à 170). Ils ont été réalisés par monsieur Wolfgang Beckhaus et madame Manuela Bux et inspirés du cours remarquable du professeur David Alimi, des célèbres cartographies du docteur Paul Nogier, de l'excellent *Traité d'Acupuncture auriculaire* des docteurs André Grobglas et Jacques Lévy (Maloine S.A. Éditeur, 1986) et de la cartographie de Terry Oleson, Ph. D. (*Health Care Alternatives*, Los Angeles, USA).

Choix des points, schémas thérapeutiques

L'auriculothérapie peut intervenir soit seule, soit en complément de beaucoup de traitements déjà en cours au moment où le patient consulte. Elle se pratique donc dans le respect des traitements instaurés par les confrères généralistes ou spécialistes. Elle est une aide médicale précieuse dans un grand nombre de pathologies. Il suffit de comprendre qu'il s'agit d'une neuro-acupuncture ! Vu son efficacité sur la douleur, il est indispensable d'avoir un diagnostic précis établi sur la maladie dont le patient se plaint. La douleur est un signal d'alarme vital pour la survie de l'être humain, il faut donc en déterminer l'origine.

Pour ce qui est des pathologies plus mentales, nous acceptons l'idée que l'hémisphère gauche serait davantage celui du raisonnement, de l'analyse, de la démonstration, alors que le droit serait plus intuitif, plus créatif, plus artistique. La réalité anatomique montre que notre système nerveux est distribué dans l'ensemble de l'organisme humain qui fonctionne en permanence comme un tout.

Quand l'Airbus A380 fait ses vols d'expérimentation, c'est tout l'ensemble qui est analysé point par point. Il ne peut voler que si tous les éléments de cet ensemble sont coordonnés avec précision. De la même façon, dans un organisme vivant, chaque partie est directement ou indirectement tributaire du bon fonctionnement de l'autre. Dans le corps humain, la devise de chaque cellule, de chaque organe, de chaque système est : *Tous pour un et un pour tous.*

Le choix des points à puncturer est basé d'une part sur les plaintes du patient et la localisation de celles-ci, et d'autre part sur le contexte émotionnel du patient au moment de la consultation. On conseille généralement de travailler en priorité sur l'oreille située du côté de la douleur ou de la maladie si elle a une latéralité. Beaucoup de praticiens travaillent davantage du côté de la latéralité du patient, droit pour le droitier et gauche pour le gaucher. La pratique révèle une efficacité comparable avec les deux oreilles. Par contre, on observe très fréquemment une sensibilité plus grande d'une oreille, souvent la gauche. Il faudra par ailleurs tenir compte des événements passés, parfois bien cachés, qui peuvent encore rester très présents dans les mémoires (conscientes ou non) des patients. S'il est possible intellectuellement de localiser dans le temps les événements de la vie à teneur émotionnelle considérable, cela n'empêche pas que ceux-ci peuvent continuer à être très actifs sur le plan affectif et générer ainsi des perturbations comportementales et réactionnelles. C'est un peu comme s'il n'y avait pas de passé au niveau de ces mémoires émotionnelles. Elles peuvent rester très actives même si le patient semble avoir accepté mentalement un choc psychique ancien. Ce choc est comme un abcès logé sournoisement, à l'insu du patient, dans ses mémoires affectives.

Les ASP sont susceptibles d'aller le percer ou le ponctionner. Il arrive que des patients aient à souffrir d'un choc affectif avec autant d'intensité que cinquante ans auparavant. Les plaies du psychisme peuvent donc rester à vif des dizaines d'années. L'auriculothérapie aide à la « cicatrisation émotionnelle », à la « digestion mentale », à la « métabolisation informatique cérébrale », à un rééquilibrage affectif, bref à effectuer un entretien du système nerveux. L'observation et l'anamnèse fouillée avec respect et délicatesse permettent de pressentir l'importance de toute cette dimension affective de la vie du patient.

Dans ce chapitre se trouvent des schémas de base de traitement qui suivent une logique neurophysiologique. Ensuite un certain nombre de points d'utilisation très fréquente seront décrits avec leurs indications. Il est bon de varier le schéma de traitement d'une séance à l'autre et également d'être tantôt plus somatique, tantôt plus psychique dans le choix des points.

Pour plus de facilité, on peut préparer la grille de traitement avec des aiguilles d'acupuncture sur des oreilles en caoutchouc afin d'établir de visu le plan de traitement devant le patient. Cela permet de réfléchir tranquillement à la combinaison des points à choisir et éventuellement de les modifier selon les informations libérées tout au long de la consultation. Cela est bien utile les premières années de pratique.

A. Douleurs de l'appareil locomoteur (osseuses, articulaires, ligamentaires, tendineuses et musculaires)

1. Schéma de base :
- Point d'organe avec criblage éventuel, c'est-à-dire deux à trois ASP sur cette zone
- Point maître du membre supérieur (PMMS), du membre inférieur (PMMI) ou points des vertèbres (avec MUSC et DISC correspondants si nécessaire)
- Pars intermediolateralis du métamère correspondant (PIL)
- Point maître orthosympathique
- Cortex temporal (toutes les douleurs sont susceptibles de s'accompagner d'une vulnérabilité accrue sur le plan émotionnel).

2. On peut rajouter une **triade antidouleur** si l'intensité de cette douleur est très élevée (réticulée, thalamus, PMS).

3. S'il existe un processus inflammatoire important on peut ajouter sur l'oreille du côté opposé des points à visée **anti-inflammatoire** :
- ACTH (hormone adénocorticotrope)

- Glandes surrénales (cortex surrénal)
- Point maître orthosympathique

4. En cas de contracture musculaire forte, la triade de détente neuromusculaire sera très utile (appelée souvent **triade de relaxation**) :
- Cosmonaute
- Corps calleux
- PMS

5. Point du musculomère correspondant s'il existe une contracture paravertébrale importante. Exemple musculomère C7 en cas de raideur de la nuque (très fréquent).

B. Douleurs viscérales et troubles fonctionnels viscéraux

- Point d'organe avec criblage éventuel par deux ou trois ASP sur la zone correspondante
- Ganglions orthosympathiques correspondants
- Pars intermediolateralis (moelle neurovégétative)
- Hypothalamus postérieur (HP) si manifestation orthosympathique dominante
- Hypothalamus antérieur (HA) si manifestation parasympathique dominante
- Points à tonalité psychique (colère, anxiété, chagrin, etc.).

Il existe un équilibre entre l'orthosympathique et le parasympathique ; c'est la balance neurovégétative. Certains patients étant davantage para et d'autres ortho. Le fait de puncturer ces points ortho ou para suffisent à rééquilibrer cette balance dans une majorité de cas. On peut travailler sur une oreille en parasympathique et sur l'autre en orthosympathique. Autrefois, quand on tirait l'oreille d'un enfant indiscipliné, c'était pour le ramener à un comportement plus normal. C'est ce que fait la piqûre de l'oreille avec des ASP, elles aident la régulation du fonctionnement cérébral.

C. Blessures affectives, chocs émotionnels

Dans ce cas, on travaillera en général, préférentiellement sur l'oreille gauche, connectée avec l'hémisphère cérébral droit vu le croisement des voies nerveuses au niveau du tronc cérébral. On conseille cependant de rechercher les points à travailler sur les deux oreilles et ensuite de choisir l'oreille où il s'affiche le plus douloureusement. Comme toujours, le nombre de points choisis va tenir compte de la sensibilité et de la réactivité du patient. Pour les problèmes somatiques associés, on va piquer du côté de la pathologie. Si ces pathologies plus « physiques » n'ont pas de latéralité précise, on peut travailler sur une seule oreille et ensuite stimuler les points des commissures (CBA, CBP, corps calleux) sur chaque oreille afin de faciliter le passage des informations d'un hémisphère cérébral à l'autre et diminuer ainsi le nombre d'aiguilles posées.

Pour certains patients, six aiguilles sont le maximum supportable, pour d'autres on peut placer dix à douze ASP sans problème. Ceci est également valable pour les autres pathologies. Tout cela est une question de tact au cas par cas.

Par exemple, pour un patient chez qui on trouve dans l'anamnèse un collègue désagréable et irritant, on peut placer un V2 à droite ; pour un patron qui est du style méprisant et harcelant, on peut poser une aiguille sur la zone V3 de l'oreille droite également. L'expérience montre que ce raisonnement est très efficace.

Par ailleurs en matière de neurosciences, les connaissances varient, changent et évoluent régulièrement. Ces affirmations quant au fonctionnement du cerveau gauche et du cerveau droit sont loin d'être des certitudes définitives. L'avancée des neurosciences permettra probablement d'adapter ces traitements avec plus de précision quant au choix de l'oreille préférentielle.

La théorie qui avançait que l'être humain n'utilise que 10 % de son cerveau cède la place à une conception de fonctionnement global de tout l'ensemble où les neurones sont organisés en réseaux doués d'une puissance fabuleuse d'intercommunications et d'interconnexions. Plus on apprend, plus on a de nouvelles connexions qui se font entre les neurones, ouvrant ainsi de nouveaux circuits. C'est pourquoi, en ce qui concerne les blessures affectives, il est parfois utile de travailler les mêmes points sur l'oreille gauche et droite pour accentuer la force de l'information donnée au cerveau. De nombreux plans thérapeutiques sont possibles mais, pour toutes ces blessures affectives, les points supposés être ceux du trijumeau, de la ligne des sons, de l'amygdale cérébrale, de l'hippocampe et du locus ceruleus sont essentiels.

• Points du trijumeau :

- V1 en relation avec quelqu'un de plus jeune que le patient (ex : blessure par rapport à un enfant).

- V2 en relation avec quelqu'un de la même génération que le patient (ex : blessure par rapport au conjoint, un frère ou une sœur).

- V3 en relation avec quelqu'un de plus âgé que le patient (ex : blessure par rapport à un parent ou des grands-parents).

- (Préférentiellement à droite pour les conflits professionnels et à gauche pour les tensions familiales).

• Hippocampe : structure cérébrale intervenant dans la mémorisation (à ne pas piquer lors de la première séance au risque de susciter des réactions brutales).

• La Ligne des sons peut remplacer les points du trijumeau (V1, V2, V3) ou être utilisée lors d'une séance ultérieure. Elle est également très efficace pour aider à « cicatriser » des blessures affectives.

Le raisonnement à suivre est alors le suivant :

- antérieurement, la ligne des sons correspond aux voix aiguës
- au milieu, elle correspond aux voix médium
- postérieurement, elle correspond aux voix graves.

Ainsi, selon la tonalité de la voix de la personne dont on a eu à souffrir, le point à piquer se retrouvera à un endroit différent sur la ligne des sons.

• Locus ceruleus : en cas d'envies de pleurer.
• Rhinencéphale : en cas d'angoisses.
• Agressivité : s'il reste de la haine, de la colère, de la rancune.
• Amygdale cérébrale : également pour la peur et la colère.

D. Dermatologie :

Deux triades de base en uni- ou bilatéral :
Soit :
- Ω (omega)
- PMR
- Corticoïdes ou ACTH
Soit :
- G3
- Épiphyse
- PMOS

Pour un eczéma diffus par exemple, on peut appliquer l'un des schémas sur une oreille et l'autre sur la deuxième oreille.

À ces points, on peut ajouter :
- « Ω" » (oméga") si le prurit est intense (point d'allergie)
- Dermomère correspondant à la zone la plus touchée
- Foie/vésicule est très utile dans l'eczéma
- Rhinencéphale, si la composante anxieuse est marquée
- Point du trijumeau, s'il y a une atteinte du visage (V1, V2, V3 selon la topographie).

E. Rhumes et sinusites

- Nerf crânien 1 (nerf olfactif)
- Rhinencéphale
- Hypothalamus postérieur (HP)
- Ganglion cervical supérieur
- Sinus.

Pour l'obstruction nasale, ce schéma est souvent suffisant mais peut être renforcé par un point V2.
- En cas de rhinite allergique, on peut rajouter l'omega".

Pour compléter ce schéma des rhinites, il serait ridicule d'omettre quelques points d'acupuncture traditionnelle chinoise. Il suffit de placer des petites aiguilles de type 13-18 le long du nez dont trois à la racine pour provoquer en quelques minutes un net soulagement de l'obstruction nasale et de la sensation de congestion faciale. Il m'arrive régulièrement de me placer des aiguilles auriculaires et d'acupuncture chinoise le long du nez lorsque j'ai de violentes poussées de rhinite allergique, et de commencer mes consultations avec cette décoration du visage un peu particulière.

Au bout de trois à quatre séances d'auriculothérapie additionnées de ces points nasaux, espacées d'un à deux mois, énormément de patients ont été soulagés de rhinites obstructives chroniques datant de plusieurs années. Cette action thérapeutique s'explique en partie par une stimulation réflexe employant la voie trijéminale. Dans le cours de ces séances, on observe souvent un larmoiement réflexe important même chez des patients atteints de syndrome sec tel que le syndrome de Gougerot-Sjögren.

F. Migraines et céphalées

Ici bien sûr il est indispensable de travailler les points de choc émotionnel et les points de colère, de chagrin, etc. De même, les points génitaux et d'hypothalamus antérieur devront être intégrés en cas d'aggravation au moment des règles chez la femme.

Dans l'anamnèse, il est indispensable de rechercher à quels moments de la vie les migraines sont apparues. On trouvera souvent à cette période de l'existence un événement avec lequel le patient n'aura pas toujours fait la relation. Il est également indispensable de lui demander de bien préciser la topographie de ses maux de tête et les gênes associées. Les points suivants ne sont évidemment pas à piquer en une séance, mais ils seront d'une grande utilité. La migraine dépend du nerf trijumeau, il sera donc d'utilisation systématique dans ce cas. Pour le reste, il faut traduire sur l'oreille ce que le patient décrit et montre de lui-même sur son visage, son crâne, voire sur sa nuque.

- Trijumeau
- PMS

- HP
- Ganglion cervical supérieur
- CC
- Foie/vésicule (si intolérance alimentaire, alcool notamment)
- Estomac (si tendance nauséeuse)
- FSH/LH (point génital, si sensibilité ↗ au moment des règles)
- En cas de nausées, point de l'estomac
- En cas de raideur de la nuque : point de musculo-mère C7
- En cas de douleurs frontales très intenses, criblage du V1
- Rappelons que le visage a une innervation sensitive au départ du trijumeau :
    - V1 front
    - V2 nez, joue
    - V3 mandibule
- En cas de douleurs du crâne entier : PCS (plexus cervical superficiel) qui innerve le cuir chevelu.

Après un an de traitement, c'est-à-dire maximum six séances, 60 à 80 % des patients devront être sensiblement améliorés. Après la première séance, 50 % des patients peuvent déjà avoir un soulagement marqué (diminution de la durée, de la fréquence et de l'intensité des crises). Certains ont une disparition complète des symptômes dès la première ou deuxième consultation. Au risque de récidives brutales, il est vivement conseillé de ne pas arrêter les séances en cas d'absence totale de crise, mais bien d'espacer les séances à raison d'une tous les trois mois.

G. Bouffées de chaleur

Sur chaque oreille :

- Hypothalamus antérieur
- PG (FSH/LH)
- PMOS (point maître orthosympathique)
- Si anxiété : Rhinencéphale.

H. Règles douloureuses

- HA
- PG
- Utérus
- PMPSP (parasympathique pelvien)

I. Infiltration œdémateuse des tissus (rétention hydrique, surtout pour les membres inférieurs)

- Criblage du mésonéphros en bilatérale.

En cas d'insuffisance veineuse marquée, on ajoutera :
- PMMI (point maître du membre inférieur)
- Foie/vésicule
- Cœur droit face postérieure

En cas d'insuffisance cardiaque :
- PMMI
- Cœur droit face antérieure et postérieure
- Cœur gauche face antérieure et postérieure

J. Préparation à une intervention chirurgicale avec anesthésie générale ou mauvaise récupération :

Le schéma présenté ici sera utilisé d'emblée lors de la première séance lorsqu'on retrouve dans l'anamnèse des antécédents d'anesthésies générales multiples.

Il est également fort utile en cas de traumatisme crânien ou de choc émotionnel très brutal, ce qui équivaut à un traumatisme mental. Quand j'ai travaillé aux collectes de sang pendant mes études, j'ai dû faire passer de très nombreux examens médicaux pour les dons de sang. J'ai été frappé par le nombre de patients qui se plaignaient de fatigue, de perte de concentration ou de mémoire, voire d'état dépressif depuis une anesthésie générale. Beaucoup d'anesthésistes sont loin d'admettre cette réalité. Une intervention chirurgicale avec AG est un choc pour l'organisme. J'en donnerai un exemple concret un peu plus loin.

Si un litre de vin a un effet plus ou moins marqué d'une personne à l'autre, il en sera de même pour la vitesse de récupération après une anesthésie générale. Par ailleurs, certaines personnes partent au bloc opératoire dans des conditions d'anxiété et de stress considérable, ce qui rend la participation limbique dans la gestion de l'organisme tout à fait défavorable. Même si le patient est inconscient et sans réaction musculaire possible, cela ne veut pas dire que le cerveau ne contrôle plus rien ou ne ressent plus rien.

Bon nombre de chirurgiens et d'anesthésistes sont tout à fait ouverts à l'auriculothérapie en tant que technique complémentaire. Le docteur Richard Véricel de l'IGR de Paris, spécialiste ORL est un fervent adepte de cette préparation préopératoire. Alors voici un excellent petit traitement d'acupuncture auriculaire à faire systématiquement avant toute anesthésie générale ou après, en cas de récupération lente.

En bilatérale :
- CBA
- CC
- CBP
- Thalamus
- PMS

L. Incontinence urinaire d'effort

- Vessie
- Parasympathique pelvien
- Hypothalamus antérieur
- Préfrontal

M. Vertiges d'origine vestibulaire et acouphènes

- Oreille interne
- Vertèbre C1
- Ganglion cervical supérieur
- Ligne des sons (tenir compte du type de bruit pour les acouphènes)
- Nerf crânien n° 8 (auditif)

N. Quelques points utiles en permanence

Triade de relaxation :
- Cosmonaute
- Corps calleux
- PMS

Triade anti-inflammatoire :
- PMOS
- CC
- ACTH ou Corticosurrénales

Triade antidouleur (sans effet si elle n'est pas associée aux points douloureux locaux ou de moelle épinière) :
- PMR
- Thalamus
- PMS

Autres points d'utilité permanente :
- Agressivité

- Rhinencéphale (angoisses)
- Amygdales (peur, agressivité)
- Point maître orthosympathique
- Hypothalamus postérieur (HP)
- Ganglions orthosympathiques
- Pars intermediolateralis
- Points des zones où les émotions sont souvent ressenties (estomac, gorge, sternum, intestin, nuque, colonne lombaire)
- Foie vésicule (nausées, mauvaise digestion, céphalées, eczéma)
- Corps calleux : facilitation du passage interhémisphérique des informations nerveuses.

Les points oméga :
- Oméga : point général du cerveau et de la peau
- Oméga' : point général des viscères thoracoabdominaux (sauf le cœur)
- Oméga'' : point général des tissus osseux, musculotendineux, ligamentaires, également du tissu musculaire cardiaque

Ces trois points oméga forment une ligne qui, placée bilatéralement, est un revitalisant général.

O. Proposition d'une situation pour commencer l'auriculothérapie

On peut proposer l'auriculothérapie à un patient qui se plaint d'un stress important qu'il ne peut plus gérer, qui le rend irritable avec de l'anxiété et mal à l'estomac. Il est probable que ses maux d'estomac soient d'abord le motif de la consultation.

Première séance :
- Oreille droite : cosmonaute, PMS, corps calleux.

- Oreille gauche : rhinencéphale, agressivité, PMOS, estomac.

Deuxième séance :

Deux mois plus tard (après deux mois, l'effet béné-fique peut être très atténué, voire avoir disparu, c'est normal et le patient attend souvent son RDV avec impa-tience)

- Oreille droite : corticosurrénales, foie vésicule, oméga, locus ceruleus.

- Oreille gauche : agressivité, amygdale cérébrale, V2 (si soucis avec le conjoint par exemple), estomac.

P. Cas particulier du sevrage tabagique

Un samedi matin, je me rends en taxi à l'université de Paris Nord. Chemin faisant, le taximan me demande ce que je vais y faire. Plongé dans mes notes, je lui réponds distraitement que je vais suivre des cours d'au-riculothérapie. Du coin de l'œil, il me semble aperce-voir que le chauffeur pointe sa tempe droite avec son index comme pour me signaler *« vous êtes dingue »*.

– Quoi ? lui dis-je en éclatant de rire.

Le chauffeur me désignait en fait un anneau placé au niveau de la racine de l'hélix de l'oreille droite.

– C'est un anneau qu'un de vos confrères m'a placé il y a deux ans pour arrêter de fumer, j'ai arrêté de fumer totalement, mais je n'ose pas l'enlever, m'affirma-t-il.

Depuis lors, j'appelle les deux points principaux du schéma antitabac (approximativement gorge profonde et oméga') « taxis parisiens » et je les note TX 75 sur les fiches médicales, avec une pensée reconnaissante à ce taximan bien sympa.

Les statistiques, pour apprécier l'efficacité d'une technique ou d'une thérapie dans les cures de sevrage tabagique, sont très aléatoires à long terme car les patients se perdent dans la nature au fil des mois et des années. Les statisticiens sont rarement neutres et les praticiens de telle ou telle approche thérapeutique ne le sont pas plus. La motivation du patient reste essentielle et quelle que soit la puissance de l'aide thérapeutique apportée, tôt ou tard, celui-ci sera confronté à des situations où sa volonté devra prendre le relais. Des phases de déprime, des contrariétés familiales ou professionnelles, des sorties bien arrosées entre copains seront autant d'obstacles susceptibles de faire rechuter l'ex-consommateur de tabac.

Si un patient « aimerait » ou « désirerait » arrêter de fumer, cela signifie que la motivation est trop faible. À part lui faire gaspiller le prix de la consultation, on ne lui apportera rien. S'il veut fermement arrêter et qu'il a décidé d'en finir avec le tabac, cela vaut la peine de lui donner un bon coup de pouce et de lui tendre la main pour l'aider à sortir de sa dépendance. Il ne faut perdre ni son temps, ni son énergie avec quelqu'un qui se complaît avec l'ennemi et qui vient en consultation sans avoir vraiment envie d'arrêter. Pour cette catégorie de personnes, on peut juste tenter de travailler la motivation en vue d'une aide ultérieure.

Bien sûr, on peut toujours prescrire aux indécis de fumer beaucoup plus car c'est excellent pour la santé de se faire du bien… Plus vite ils se nicotiniseront, plus vite leurs bronches seront goudronnées et l'oxygène glissera d'autant mieux sur ce macadam bien lisse, sans compter la joie des vendeurs de tabac. Vive les tuyaux qui se bouchent et l'argent qui part en fumée. *Il n'y a pas de mal à se faire du bien, je vais donc vous faire une ordonnance pour du tabac, voulez-vous ?* Ironiser vigoureusement et cyniquement sur la santé convient uniquement à certains patients. Pour d'autres, il est préférable de gentiment et prudemment les déculpabiliser afin de ne pas aggraver le comportement d'autodestruction et induire une image de dévalorisation de soi. Il faudra souvent effectuer un véritable travail de revalorisation et de réconciliation du patient avec lui-même, à ses propres yeux. Le thérapeute agira dès lors à deux niveaux : stimuler la motivation et susciter la perte d'envie, voire le dégoût. L'auriculothérapie permet en plus d'éviter les effets secondaires tels que l'irritabilité, l'agressivité et l'augmentation d'appétit.

Il faut bien sûr ajouter une sorte de lavage du cerveau et donner différents petits trucs pour aider le patient dans les moments de fortes envies ou à se ressaisir en cas de faiblesse.

Exemple : plan à suivre une fois par mois :

Oreille droite :
- Cosmonaute
- Corps calleux
- Agressivité
- Gorge profonde

Oreille gauche :
- Gorge profonde
- Plexus bronchopulmonaire
- Pars intermediolateralis D2
- Hypothalamus postérieur
- CBA

Des points tels que le point maître orthosympathique, trijumeau V2, cardia et oméga seront très utiles. Le criblage des zones gorge profonde ou corps calleux est également fort bénéfique.

Ce sevrage est un combat dont la victoire sera d'abord celle du patient. Cette victoire peut survenir chez certains dès la première séance, chez d'autres, elle sera acquise au prix d'un effort de longue durée. Ne dit-on pas que perdre une bataille, ce n'est pas perdre la

guerre? Arrêter de fumer est un fameux combat intérieur au travers duquel la ténacité est de mise. C'est un
peu comme apprendre à marcher. On peut tomber, ça
n'est pas grave, le tout, c'est de se relever. Il n'est pas rare
de voir chez les personnes qui parviennent à arrêter brutalement de fumer, c'est-à-dire du jour au lendemain,
qu'une petite rechute trois à six mois plus tard soit vécue
comme une catastrophe, ce qui les fait replonger complètement. Il faut déculpabiliser ce dérapage sans mini-
miser son danger, stimuler le « non » et se remettre à
l'écoute du bon copain qui est en nous et qui nous dit
avec simplicité et bienveillance: *arrête ce truc, viens, lâche
ça, pas demain mais là maintenant, aujourd'hui.*

Indications et résultats

Comme nous avons pu le constater, les indications de
l'acupuncture auriculaire sont très variées. Grâce aux
connexions nerveuses du pavillon auriculaire au tronc
cérébral, l'action se fera sur bien des circuits nerveux et
tout particulièrement sur notre cerveau émotionnel.

Les appréciations qui vont suivre sont globales, c'est-
à-dire que pour chaque pathologie, il peut y avoir des
réussites très encourageantes comme il arrive de rencontrer des échecs. Ceci est vrai pour n'importe quel
thérapeute, quelle que soit sa spécialité. Car le médecin
n'est pas que d'un seul côté du bureau… Sans une
hygiène alimentaire correcte, il est inutile de vouloir
aider quelqu'un qui souffre par exemple de gastrite
chronique. Chaque individu garde sa part de mystère et
ce qui marche pour l'un ne fonctionne pas nécessaire-

ment pour un autre. La preuve en est que pour une pathologie donnée, certains seront soulagés après quelques minutes, d'autres après trois semaines, d'autres encore après deux ou trois séances.

Prenons pour exemple le cas de cette infirmière de vingt-cinq ans, sous antidépresseurs depuis trois ans, qui consulte en vue d'un sevrage médicamenteux. Deux jours après, elle me téléphone car les aiguilles lui sont insupportables, elle veut les enlever. Je lui demande de prendre patience. Deux mois plus tard, je la croise à l'hôpital. Elle raconte que le lendemain de son appel, elle a enlevé les aiguilles et a arrêté les antidépresseurs. Elle va aujourd'hui très bien et n'a toujours pas repris de médicaments.

Après une ou deux années de traitement, le suivi des malades montre que l'on arrive à une véritable rééquilibration nerveuse, une stimulation et réaffirmation de la personnalité du patient. *« Docteur je revis, je me sens tellement mieux »* est un compliment agréable auquel le thérapeute auriculaire a souvent droit. De même *« J'ai nettement plus confiance en moi, je ne me laisse plus écraser »* revient souvent. Il n'est pas excessif d'affirmer que l'auriculothérapie peut avoir dans bon nombre de cas un véritable effet de psychothérapie.

Les maladies suivantes seront notées d'une à trois croix selon l'efficacité du traitement par l'auriculothérapie. Ces appréciations reposent sur près de vingt mille consultations.

+ amélioration modérée
++ nette amélioration
+++ amélioration considérable

Sphère « psychique »
- Nervosité ++ à +++

- Irritabilité ++ à +++
- Phases de déprime ++ à +++
- Chocs émotionnels +++
- Blessures affectives ++ à +++
- État de stress induit par les surcharges profession-
nelles, les tensions familiales ou le rythme de vie ++ à +++
- Dépressions exogènes ++ à +++
- Dépressions endogènes 0 à ++

Neurologie

« J'ai trente-neuf ans et je suis migraineuse depuis l'âge de douze ans.

J'ai consulté un neurologue, passé un scanner. À la suite de cela, on m'a prescrit des antimigraineux en cas de crises qui surviennent deux à trois fois par semaine. Alors j'intercale avec de l'aspégic 1000 et du Naramig qui ne me soulage que de temps en temps.

J'ai alors décidé de consulter un homéopathe, mais aucun résultat, puis un ostéopathe qui m'a dit qu'il ne pouvait rien faire pour moi, car j'avais de réelles crises de migraine.

Il y a quelque temps j'ai été informée sur l'auriculothérapie grâce à un reportage. À la suite de quoi j'ai consulté le docteur de Leuze.

Dès la première consultation j'ai senti une nette améliora-tion, je suis allée à la deuxième consultation alors que j'avais une crise. Le docteur m'a percé les oreilles et massé le visage et le crâne. Après quinze minutes, la douleur avait disparu.

Je suis à présent à ma troisième consultation et j'en suis satisfaite, voilà pourquoi je tenais à témoigner. »

C.L. (Maine-et-Loire)

- Migraines + à +++
- Céphalées ++ à +++
- Névralgies du trijumeau ++ à +++
- Douleurs persistantes après zona + à +++
- Parkinson + (souvent stabilisation)

Appareil locomoteur
- Cervicalgies, raideurs cervicales ++ à +++
- Épaules douloureuses ++ à +++
- Lombalgies, douleurs sciatiques + à +++
- Gonalgies + à ++
- Fibromyalgies + à ++
- Algoneurodystrophies ++

ORL
- Rhinite, sinusite ++ à +++
- Rhume des foins ++
- Acouphènes + à ++
- Vertiges d'origine vestibulaire + à +++
- Douleurs pharyngées (angine par exemple) ++
- Toux chronique + à ++

Allergies
- Asthme ++
- Eczéma + à +++

Dermatologie
- Psoriasis + à +++
- Zona ++ à +++ en phases aiguës, douleurs rési-
duelles + à +++
- Herpès labial récidivant ++
- Acné juvénile + à ++
- Hypersudation + à ++

Cardiovasculaire
- Hypertension artérielle 0 à ++
- Palpitations ++
- Extrasystoles +
- Rétention des membres inférieurs + à ++ (action
diurétique)
- Maladie de Raynaud +

Gastro-entérologie
- Épigastralgies, brûlant, nœud à l'estomac ++ à +++

- Colopathies fonctionnelles ++
- Diarrhées chroniques ++
- Constipation +
- Douleurs hémorroïdaires ++

Pédiatrie (par aiguilles ou laser IR)
- Comportement asocial + à +++
- Concentration + à +++
- Troubles du sommeil, cauchemars ++
- Renforcement des défenses immunitaires ++
- Énurésie + à ++ (à associer avec des « trucs » d'hypnose)
- Bégaiement + à ++

Urogynéco
- Incontinence d'effort 0 à ++
- Dysménorrhées + à ++
- Bouffées de chaleur + à ++
- Troubles sexuels + à ++
- Prostate (dysurie) +
- Désir de grossesse 0 ou +++
- Aide à l'accouchement ++
- Nausées de la grossesse + à ++

Cancérologie
- Aide au soulagement de la douleur + à +++
- Aide au soutien psychologique ++ à +++
- Effets secondaires dus à la chimiothérapie + à ++

Chirurgie, anesthésie
- Préparation, récupération lente ++ à +++

Sevrage (évaluation à long terme difficile)
- Tabac + à +++
- Boulimie + à +++
- Obésité (+ régime obligatoire) + à +++

Les douleurs en général
- de + à +++

Préparation aux examens
- de ++ à +++ scolaires, sportifs, professionnels, permis de conduire, etc.

Pneumologie
Prenons pour expliquer ce point un cas clinique :
Une profonde sympathie s'était installée entre un médecin L. et une infirmière du bloc opératoire. De fait, appelé chez elle en visite à domicile, il l'avait trouvée avec une légère difficulté d'articulation verbale et un faible déséquilibre de la marche. Il n'y avait rien de vraiment inquiétant à première vue. Au service de radiologie, le patron lui avait demandé s'il n'était pas utile de consulter un neurologue avant de réaliser le scanner cérébral que le docteur L. demandait en urgence. Son confrère radiologue n'en voyait pas l'utilité et c'était bien logique.

Pourtant, poussé par un certain pressentiment, le médecin insista pour que la patiente puisse subir cet examen dans les plus brefs délais. Moins d'une heure après, le radiologue lui téléphona pour lui signaler une grosse hémorragie cérébrale. La patiente sera transférée d'urgence au CHU voisin pour y subir une intervention neurochirurgicale. Au fil des années, une confiance amicale et une complicité naîtront entre cette infirmière et son médecin. Mais celles-ci prendront le pas sur la rigueur médicale...

Lorsqu'il est en visite à son domicile, ils discutent de tout et de rien, de leurs familles, de l'hôpital, de politique, de la ville, etc. La brave infirmière, partageant l'intérêt de son docteur pour l'acupuncture auriculaire, se porte candidate à un essai. Fumeuse invétérée, elle était bronchiteuse asthmatique chronique et plutôt dyspnéique à l'effort. Sans grande expérience, son médecin lui place quatre aiguilles sur l'oreille droite dans la zone broncho-pulmonaire. Une semaine plus tard, elle lui signale une nette amélioration du point de vue respiratoire. Il n'en croit pas ses oreilles ! Elle insiste, lui expliquant qu'elle peut monter les escaliers de la cave d'un trait alors que normalement, elle s'arrête une à deux fois pour reprendre son souffle. Sa curiosité pour l'auriculothérapie n'en sera que plus aiguisée.

À l'époque, il pique de façon tout à fait imprécise sans connaître la bonne fréquence des séances, et il constate petit à petit qu'elles feront de moins en moins d'effet ; par ailleurs, la patiente est écroulée par les soucis familiaux et continue à fumer considérablement ; son épuisement s'aggrave et, bronchite après bronchite, elle deviendra finalement dépendante d'une assistance par oxygène.

À cette époque, ce médecin ne connaissait pas le plan antitabac par auriculothérapie.

Cet exemple nous montre que trop de proximité avec un patient peut être néfaste à la fermeté nécessaire de la part des deux pour combattre la maladie. Si la froideur d'un thérapeute peut démotiver, l'excès de tolérance peut devenir du laxisme. Avec l'expérience, l'acupuncture auriculaire se révèle être utile dans les pathologies bronchiteuses chroniques surtout par rapport à la composante asthmatique et au soutien psychologique du patient, ce qui n'est pas sans répercussion sur les bronches. Ceci permet de glisser ici une expression bien courante du langage populaire : « j'étouffe par rapport à telle ou telle personne ou telle ou telle situation ». L'expression traduit bien la tension psychique et le signal physique qui en résulte. Une auriculothérapie rigoureuse aura donc également sa place en pneumologie.

Précautions et complications

Il n'y a pas de précaution particulière à prendre. La seule contre-indication est la réalisation d'une IRM si des ASP en acier ont été posées ; dans ce cas, il faut attendre la chute de toutes les aiguilles ou postposer la réalisation de cet examen. Il est de fait un peu ridicule de devoir ôter prématurément celles-ci. Il existe cependant des aiguilles en titane.

La prise d'anticoagulants ou d'antiagrégants plaquettaires n'est pas une contre-indication. Dans le cas des interventions chirurgicales, tout dépend de l'ouverture ou de la fermeture d'esprit de l'anesthésiste. Ces ASP ne dérangent en rien le bon déroulement d'une opération, bien au contraire, puisqu'elles contribuent à un état de détente du patient. Seules, les interventions de la sphère ORL, de chirurgie maxillo-faciale ou de neurochirurgie cérébrale excluent la présence de ces aiguilles, vu la proximité du champ opératoire.

Pour le praticien, il est vivement conseillé de mettre des gants et d'intercaler une compresse entre l'oreille à piquer et l'index qui soutient cette oreille. L'index permet d'exercer une contre-pression au moment de la puncture, ce qui donne plus de stabilité. Sur de fines oreilles, l'ASP peut transpercer celle-ci et piquer le doigt de l'acupuncteur. Cela est assez gênant si le malade est atteint du SIDA ou porteur d'une hépatite virale B ou C.

À ce sujet, vu l'usage unique des ASP, le risque est inexistant pour le patient.

Les complications dues à la pose d'aiguilles sont rares et sans gravité. Il s'agit de petites réactions inflammatoires locales ou de petites infections dues à une trituration intempestive des ASP par le patient avec des mains sales ou alors, elles peuvent provenir d'un manque d'asepsie suite à la négligence du médecin au moment du nettoyage de l'oreille. Un peu d'eau oxygénée, une solution de chlorhexidine ainsi que la mise d'une crème antibiotique localement, suffisent pour une guérison rapide. La chute d'une aiguille dans le conduit auditif externe est, quant à elle, exceptionnelle. Il faut bien sûr l'ôter même si elle sera arrêtée dans le cérumen. Dans de très rares cas, on peut observer un recouvrement de l'ASP par la peau. Il est alors conseillé de l'extraire.

Dans les jours qui suivent la séance, on peut observer différentes réactions très variables d'une personne à l'autre et d'une séance à l'autre. Il n'est pas rare que le patient ressente une grande fatigue ou, à l'inverse, un regain d'énergie. Dans ce sens, il est bon de relater des cas très rares où des élans d'affirmation de soi peuvent amener des situations conflictuelles.

J'ai eu droit à la visite d'une belle-mère furieuse m'interrogeant sur la nature de mes aiguilles : *« Qu'avez-vous fait à ma belle-fille ? Quand elle est rentrée de chez vous, elle a annoncé à mon fils qu'elle voulait divorcer ! »* J'en fus très surpris car nous n'avions pas abordé ses problèmes conjugaux, mais lorsqu'elle m'expliqua sa situation, je pouvais largement comprendre…

Un patient de soixante-dix ans me téléphona le lendemain d'une consultation pour me demander si la séance ou des micronutriments que je lui avais prescrits pouvaient donner une irritation (très importante) de la verge. Il ne m'était pas possible de le recevoir en urgence car il habitait à deux heures de route du cabinet. J'ai donc fait une consultation par téléphone avec une anamnèse directe et sans détour. Après un an d'abstinence, le brave homme fut pris d'une envie irrésistible de faire l'amour et passa le soir même de la séance d'auriculo à l'action ! J'entendis au téléphone son épouse m'interpeller : *« Je ne sais pas ce qui lui a pris, docteur, je n'étais pas prête ! »* L'époux rajeuni apprit un peu tardivement et à ses dépens que ce bel acte d'union ne se pratique pas sans délicatesse et sans préliminaire. Il lui en coûta une consultation en urgence chez l'urologue pour étranglement du pénis sur tuméfaction excessive. On peut dès lors mieux comprendre le tableau de Jérôme Bosch (XVIᵉ siècle) montrant une lance plantée par un diable dans la zone auriculaire de la sexualité !

Interrogations et pertinence
d'études potentielles

La première question pour moi est de trouver une explication au fait que des médecins issus d'écoles différentes arrivent chacun à de bons résultats tout en utilisant des cartographies avec des localisations de points qui diffèrent de l'une à l'autre. Ces différences sont en général minimes, mais quelques millimètres sur un pavillon auriculaire, cela équivaut à des centimètres sur le corps. Or, les praticiens minutieux savent que la précision est de l'ordre du demi-millimètre.

Les analyses histologiques du point révèlent l'existence de complexes neurovasculaires à leur niveau, point auquel correspond par ailleurs une zone de moindre résistance électrique. Cela a été largement étudié et validé. Dès lors, que penser de ces cartographies différentes au regard de ces structures histologiques sous-jacentes? Mieux, entre élèves d'une même école, en discutant la localisation d'un point sur une oreille, on va trouver des petites différences. Or, chacun dans sa pratique constate l'efficacité de ses traitements. Malgré ces différences, les uns comme les autres vont trouver des points à puncturer.

La deuxième question tient à ma curiosité. Effectivement, curieux de nature, au cours de la recherche de mes points, recherche issue d'un raisonnement basé sur la neuroanatomie et la neurophysiologie, je n'ai pu résister à aller voir à côté de ces points et même si le pavillon auriculaire est petit, très vite, on se rend compte qu'il y a beaucoup de zones inconnues, vierges ou non explorées et là, j'ai trouvé des zones parfois très douloureuses. Qu'en penser? Certains de mes confrères, élèves consciencieux et fidèles reproducteurs, se sont un peu étonnés de ma constatation et ont préféré ne pas vérifier ces observations. L'auriculothérapie est un monde, au même titre qu'une cellule vivante qui ne cesse de livrer toujours plus de secrets. Je suis avide d'explorer ce monde, et même si les résultats sont déjà « super » avec nos connaissances actuelles, je reste persuadé que l'auricule n'a pas fini de nous surprendre.

Et donc, voilà, que cachent ces zones? Une partie de la réponse relève du bon sens, à savoir quelle est la région anatomique voisine? Le reste, je ne sais pas.

Troisième question: la richesse en nocicepteurs (récepteurs nerveux de la douleur) est très importante au niveau du pavillon auriculaire et on trouve effectivement des points systématiquement douloureux chez tous les patients. Piquer ces points n'est pas sans répercussions. Un certain nombre de patients viennent une ou deux fois par an, car ils se sentent mieux avec l'auriculothérapie (*« je sens que ça me fait du bien, docteur »*) sans autre plainte par ailleurs. J'utilise donc ces points pour ces consultations de bien-être. Quel est le mécanisme au-delà d'une libération d'endorphines et d'une action sur les voies nerveuses de la douleur? Quelle est la différence entre piquer la terminaison nerveuse d'un complexe neurovasculaire qui, selon la théorie, est non douloureux en l'absence de pathologie, et de piquer un nocicepteur toujours douloureux à la puncture?

Ce dernier point soulève celui de la pertinence des études. Piquer à l'oreille, c'est déjà agir sur le cerveau. Ainsi, comparer un groupe de patients piqués n'importe où sur le pavillon auriculaire à un groupe piqué selon un protocole précis de traitement n'équivaut pas à comparer l'efficacité d'un traitement réel à un placebo.

Par contre, prendre une population de malades souffrant d'une pathologie X et comparer un groupe sans et un groupe avec auriculothérapie, le reste du traitement étant identique par ailleurs, trouve tout son sens et ce type d'études est plus que souhaitable pour la progression de l'auriculothérapie. Dans ce sens, on peut également faire des études comparant l'efficacité entre un traitement classique et un traitement uniquement par auriculothérapie.

Par contre, selon mon expérience, c'est illogique d'imposer un protocole de traitement précis, c'est-à-dire avec des points identiques pour tous les patients, vu les interactions limbiques considérables très largement abordées dans cet ouvrage. Traiter une épaule doulou-reuse chez une patiente blessée par le décès d'un être cher ne sera pas le même que pour une patiente rongée par la haine de son patron. Seuls, les points correspon-dant à la zone concernée seront identiques, ceux du versant limbique seront différents. Se priver de ces der-niers serait une erreur.

La pertinence des études est de toute façon très rela-tive. Déjà au niveau d'études sur des substances pharma-cologiques, tout doit se faire pour contourner l'impact de l'émotionnel, d'où l'utilité des études en double aveugle versus placebo. Le problème, c'est qu'il n'y a pas de population d'individus identiques. Cela n'existe pas. Le polymorphisme génétique considérable et la multi-tude de facteurs environnementaux font que chacun est unique et une étude sera toujours une approximation qui ne peut donc entraîner aucune systématisation abu-sive. Combien de patients s'aggravent-ils par un excès de médicaments qu'ils sont obligés de prendre, et cela en conduit chaque année à la mort? Cela parce qu'on oublie que de nombreux patients ont un polymor-phisme génétique tel qu'ils ont des déficiences des cyto-chromes hépatiques qui les rendent incapables de méta-boliser efficacement les drogues reçues.

Il est trop difficile de comprendre pour certains uni-versitaires en tablier blanc que certaines personnes peu-vent enfiler deux bouteilles de vin et chanter *la Mar-*

seillaise en marchant droit et que d'autres, après deux verres, auront la migraine ou seront bons pour aller au lit. Au niveau des techniques médicales dans lesquelles la relation médecin/malade prend une place importante – et c'est le cas de l'auriculothérapie –, il devient encore plus difficile d'isoler une population identique, sans compter que le toucher lui aussi a son impact et l'agrément de ce toucher n'est pas le même selon les mains qui manipulent le pavillon auriculaire... Et je peux pousser plus loin encore, selon la voix du thérapeute qui accompagne ces gestes...

Malgré cette individualité et ces limites, je suis convaincu que l'auriculothérapie peut faire l'objet d'études sans complexe et sans crainte. J'émets seulement une réserve, celle du choix des praticiens. Théoriquement, que le médecin donne un médicament avec une tête de dépressif ou celle d'un optimiste né, cela ne devrait rien changer quant à l'efficacité de la drogue prescrite ; cela n'est que théorique. L'auriculothérapie reste très efficace même si on supprime au maximum le contact (et donc l'anamnèse également) du thérapeute avec le patient, mais on diminue cependant ses potentialités. Par contre, que l'ordonnance d'un médicament soit écrite avec une belle écriture ou non, n'influe pas sur l'efficacité de celui-ci. En auriculothérapie, l'habileté manuelle et l'acuité visuelle sont essentielles et on comprend que les résultats d'une étude pourraient varier nettement selon le praticien « utilisé ». Il est donc indispensable d'avoir recours à des médecins longuement expérimentés.

De cette sensibilité, de cette individualité, de cette réceptivité et de ces étroites interactions médecin/patient m'est venue la conception de **l'auriculo-hypnose** dont je parlerai plus loin, les deux se rejoignant admirablement.

Suicide des trente à soixante ans

Chaque année, six mille morts dans l'indifférence générale.

En France, un suicide toutes les cinquante minutes; en 2002: dix mille six cent trente-deux décès par suicide.

Chaque année, plus de cent cinquante mille personnes tentent de se donner la mort.

(Le quotidien du médecin n° 7889, mercredi 1er février 2006, page 1)

« *Docteur, depuis que je viens chez vous, je revis; j'étais si loin, j'y pensais tous les jours.* »
C'est l'affirmation d'un patient après quatre séances d'auriculothérapie en six mois.

Cas cliniques:

Une femme téléphone en urgence pour son mari de soixante-cinq ans qui a des idées très noires. Elle vient de rencontrer une amie en ville. Elle lui a donné le nom d'un médecin qui met des aiguilles dans l'oreille, il paraît que cela fait tellement de bien, alors, elle téléphone. Le médecin termine ses consultations dans une demi-heure et doit se presser, car il prend le Thalys pour Paris. Il refuse de voir ce monsieur qui n'a qu'à contacter son médecin traitant. L'épouse insiste, elle le supplie. Irrité, le médecin accepte de le recevoir, mais alors immédiatement, et juste pour cinq minutes, car il doit prendre le train. Vingt minutes plus tard, l'homme arrive essoufflé au cabinet. Poli, calme mais ferme, le médecin invite le patient à se coucher directement sur la table d'examen afin de procéder à la pose de quelques aiguilles sur l'oreille pour le dépanner.

Le patient a à peine eu le temps de dire que son moral était très mauvais depuis des années que le médecin enfonce déjà sa première aiguille. Voici le plan de traitement appliqué : 8 ASP, 4 sur chaque pavillon auriculaire comme suit :

Oreille droite :
- Cosmonaute
- Corps calleux
- Point maître sensoriel
- Point maître orthosympathique

Oreille gauche :
- Anxiété
- Amygdale cérébrale
- Trijumeau V2
- Plexus IC

Après avoir ressenti une nette amélioration dès cette première séance un peu rapide, le patient consultera encore trois fois. « *Ma vie a changé, si au moins je vous avais connu plus tôt* », dira-t-il. Il avouera que juste avant de venir la première fois, il venait de préparer son fusil et la balle était déjà engagée. Dérangé par sa femme revenant de la ville, il n'avait pu dire non à ce rendez-vous.

Une dame de cinquante-deux ans pense de plus en plus au suicide et en programme les modalités avec précision. Elle a quitté son compagnon il y a deux ans, vit seule depuis. En seize ans, il était retourné quatre fois avec son ex-femme. Il y a cinq ans, son unique fils de vingt-six ans s'est suicidé. Après le divorce, elle rencontre quelqu'un et souhaite avoir un enfant avec lui. Elle tente une fécondation in vitro (FIV). Pas de résultat. Comme elle provient d'une famille nombreuse, elle le vit assez mal. À la consultation, elle signale des douleurs de l'épaule gauche ainsi que de l'eczéma d'un côté du cou qui apparaît chaque année à la même période, dans le courant du mois où son fils s'est suicidé et du côté du corps où la corde s'était le plus marquée dans la peau du cou de son fils ! Dès la première séance d'auriculo, ses idées suicidaires la quitteront et ses douleurs d'épaules seront très nettement diminuées. À la quatrième séance, huit mois plus tard, cette amélioration est tout à fait stable et elle demande maintenant de travailler sa peur de l'abandon. L'expérience montre que l'acupuncture auriculaire est particulièrement utile pour retrouver de la confiance en soi et en la vie.

Dans ce deuxième cas, le médecin a pris le temps d'écouter et de dialoguer avec la patiente. Probablement est-il limbologue sans le savoir et l'effet placebo dû à cette écoute bienveillante a sans doute joué tout son rôle ? Bien malin est le médecin qui comprend que l'effet placebo est avant tout un effet limbique, c'est-à-dire un effet cérébral. Ce qui est certain, c'est que le mariage entre l'auriculo et la limbologie agira pour le plus grand bien des patients.

Dans le premier cas, l'effet placebo induit par un médecin ostensiblement contrarié et pressé est moins probable.

Alors l'auriculothérapie est-elle le remède du suicide ? Non, pas uniquement. Une alliée très intéressante, certainement ! Et même régulièrement une aide puissante !

Un bébé très attendu

En six ans, six inséminations, quatre FIV et toujours pas d'enfant… Une dame de trente-sept ans apprend qu'un auriculothérapeute vient de s'installer en ville. En désespoir de cause, elle se dit qu'elle irait bien le consulter, après tout pourquoi pas ?

Lors de la première séance, voici le schéma thérapeutique qui a été appliqué :

- Oreille droite : détente neuromusculaire (cosmo, PMS, CC)

- Oreille gauche : utérus, PMPSP, HA, anxiété

Le résultat fut qu'un mois et demi plus tard, elle tombe enceinte et accouchera après neuf mois de grossesse, sans l'ombre d'un problème, d'un beau petit garçon. Et le pharmacien du coin de charrier ce dévoué docteur : avec quelle aiguille avait-il bien pu réussir à la faire tomber enceinte du premier coup ? Le comble de l'auriculothérapeute est né ce jour-là : mettre une patiente enceinte avec une aiguille stérile !

L'anamnèse révèle des faits qui méritent une attention particulière : à sa naissance, cette dame était prématurée de sept mois. Sa mère avait eu deux enfants mort-nés juste avant sa conception. Donc, le contexte de sa propre naissance est particulièrement lourd : une mère hyperanxieuse vivant dans la crainte d'un accouchement mortuaire, transférant probablement le souvenir des deux disparus sur l'enfant à venir. Prématurée, elle sera séparée physiquement de sa mère pendant deux mois, de quoi vivre très tôt une expérience d'abandon. Ces différents éléments sont abordés avec la patiente, car elle désire déjà un deuxième enfant, mais toujours sans succès après six mois d'essais. Elle avoue alors au médecin qu'elle manque totalement de confiance en elle, elle se sent incapable de profiter de la vie, elle culpabilise pour trois fois rien, elle a une image très négative d'elle-même, se sent toujours crispée et craint le regard des autres sur elle. Elle accepte alors une séance d'hypnose.

Avant de commencer la séance, le médecin lui signale qu'il place quelques aiguilles d'auriculo (type ASJ) sur des zones gynécos et sur des points de relaxation. La patiente ne présente aucune résistance particulière et entre facilement en état d'hypnose. Vu qu'elle adore la nature et qu'elle a signalé être restée très gamine en son cœur, il la balade dans la nature. *« Quand je vois un petit lapin le matin, je suis heureuse pour la journée »*, avait-elle lâché auparavant. C'est le genre de petite phrase qu'il faut noter en gras ou en couleur dans un coin du dossier, car cela peut être réutilisé sous hypnose. La séance se déroule donc normalement lorsque le médecin entend un bruit d'écoulement d'eau d'un robinet dans la pièce contiguë à son bureau. Ce bruit est très perceptible et pourrait distraire la patiente, il décide alors de l'utiliser immédiatement. Il donne ainsi la suggestion de l'eau qui coule, de tuyau, de ruisseau, de conduite, de fluidité, etc. L'idée donnée ici sous hypnose est de lever les barrages psychologiques de « l'écoulement » de l'ovule vers la cavité utérine. La réponse au traitement fut très rapide puisque deux mois après, rayonnante de joie, elle vint annoncer à son médecin qu'elle était enceinte pour la seconde fois !

En matière de procréation et de suivi de grossesse, un encadrement « limbique » favorable est essentiel. Hélas, trop souvent, on entend les femmes se plaindre du peu de considération et du peu d'attention dont elles sont victimes dans leur parcours des services de gynécologie. C'est vraiment une erreur médicale de taille car toute phrase brutale ou attitude dédaigneuse de la part d'un médecin à l'égard d'une patiente peut avoir une répercussion émotionnelle défavorable sur l'axe hypothalamus-hypophyse-ovaire-utérus.

Je pense aussi aux hommes qui doivent se masturber dans un petit cagibi et qui rapportent un misérable échantillon de sperme. Cela me rappelle ce jeune chimiste qui s'était amusé à comparer avec une éprouvette millimétrée ce qu'il était capable d'éjaculer à l'hôpital ou lors d'une masturbation accompagnée des caresses surexcitantes de son épouse. Le volume variait du simple au double et il m'avoua ne pas avoir été en période d'abstinence lors de son expérience *in vivo* !

Voici encore le témoignage qu'une patiente me demande de relater : lors d'une première grossesse, elle présente de l'albuminurie qui se révéla par la suite être une maladie de Berger, c'est-à-dire une glomérulonéphrite chronique à IgA, maladie qui peut évoluer vers l'hypertension artérielle et même l'insuffisance rénale. Le suivi, en cas de grossesse, est donc particulièrement rigoureux. Deux ans après, elle me consulte car elle désire un deuxième enfant. Une séance d'auriculo et elle retombe enceinte quelques semaines après. La grossesse fut sans le moindre problème et sans la moindre complication avec une excellente croissance du fœtus.

Ce qui choqua cette dame âgée de trente ans, ce n'était pas les mises en garde du néphrologue ni ses avertissements des éventuelles complications, mais bien la teneur très anxiogène et systématiquement alarmiste de ses propos. Ce n'est pas parce qu'il y a un risque accru de complications qu'il faut saper le moral des patientes en brandissant la menace comme une réalité inéluctable.

Autant ne pas avertir un patient des risques éventuels d'un choix est une faute grave, autant une fois ce choix est-il fait, c'est une erreur de ne pas l'entourer d'encouragements ou de tous les motifs d'espérance. L'espérance est une force de vie et donc un facteur de réussite. Bravo et merci aux médecins qui savent intelligemment en faire une alliée…

Au cours des consultations d'auriculothérapie la question suivante est fréquemment posée : « *docteur, faut-il y croire pour que cela marche ?* » Absolument pas ! Mais l'idée qu'un traitement va améliorer l'état de santé peut avoir un effet bénéfique sur la réceptivité de l'organisme à celui-ci…

Quand le thérapeute s'amuse…

Combien de travailleurs ne se sentent-ils pas gagnés petit à petit par l'habitude d'un travail ? La lassitude les envahit, l'enthousiasme des débuts se dissipe pour laisser la place à la morosité. Ce processus est vrai, peu importe la profession ou le niveau professionnel atteint. Ainsi, lors de congrès, de cours d'hypnose médicale ou d'acupuncture auriculaire, il est amusant de constater dans quelle mesure les thérapeutes vont ressentir la joie d'une pratique personnalisée où leur créativité va retrouver sa place.

Voici quelques petits exemples amusants d'une acupuncture « mixte » :

Le médecin est fatigué. Un patient arrive, le nez complètement bouché, enrhumé jusqu'aux oreilles. *Génial ! Ici pas besoin de se creuser les méninges*, se dit-il, et il pose simplement deux aiguilles sur les ailes du nez, et trois à la racine de celui-ci, de chaque côté. Déjà à ce moment, en moins d'une minute, le patient se sentira partiellement libéré. *Super ! Alors, autant continuer la séance de pique-pique avec un peu d'auriculo.* Il pose des ASP du côté de la narine bouchée : nerf olfactif, rhinencéphale, HP, gl cervical, sinus, V2, ainsi qu'un point d'allergie car il y a une composante allergique. *« Docteur, c'est magique votre truc, c'est incroyable »*, s'exclamera le patient en fin de séance.

Pour les patients souffrant d'obstruction nasale chronique, ce schéma peut être répété tous les un à deux mois, ensuite tous les trois mois pendant un à deux ans.

Un monsieur de quatre-vingt-dix ans vient consulter en urgence car son épaule droite est complètement bloquée depuis une semaine, et il ressent une douleur très vive dès qu'il tente la moindre mobilisation passive du bras. Huit ASP sont plantées au niveau de son auricule : épaule, gl stellaire, musc C7, Pil C7, moelle sensitive C7, PMOS, TR CER, cortex temporal et cinq ASJ sont rajoutées (toujours sur l'auricule), trois sur la musculature cervicale, une sur l'épaule et une autre sur la moelle sensitive. Et pourquoi ne pas essayer en plus un nouvel appareil de chromothérapie, le génial Theralight de Sedatelec avec ses filtres colorés ?

Le résultat, le voici :

Madame P., Maine-et-Loire
« *Je certifie avoir conduit le 9/02/06 auprès du Dr L., mon père âgé de quatre-vingt-onze ans. Ce dernier souffrait d'une affreuse douleur à l'épaule droite, il ne pouvait même plus porter une fourchette à la bouche, ma mère le faisait manger. Je remercie le Dr L. car, après application de « boucles d'oreilles », d'aiguilles d'acupuncture (sur l'oreille) et traitement à base de lumière, mon père a pu lever le bras, et se rhabiller seul avec le sourire.*
Avec toute ma reconnaissance et mes remerciements. »
Fait à Angers, le 10 février 2006
Madame P.

Sur la ligne Lyon/Paris, dans le TGV, à près de trois cents kilomètres/heure, un médecin ostéopathe, étudiant en auriculothérapie, demande à son confrère de lui placer quelques aiguilles contre le stress avant son retour dans la capitale. Après une désinfection sommaire et une détection des points à l'Agiscop, une première ASP est placée sur le point du foie dont se plaint l'ostéopathe qui en est à sa première expérience en tant que patient. L'aiguille touche en plein dans le mille ! Notre voyageur sursaute de son fauteuil en criant : « *putain, la vache !* », et ce, pour le plus grand amusement des autres voyageurs qui suivaient attentivement cette consultation publique depuis le début.

À la fin d'une consultation, j'aide une dame distinguée à remettre son manteau. Celle-ci lance alors à son mari : « *Regarde le docteur, comme il est poli, tu ferais bien de faire la même chose* ». Ce monsieur répond alors très calmement à son épouse : « *Oui, mais demande au docteur s'il fait la même chose avec sa femme…* »

Une dame de quatre-vingt-dix kilogrammes consulte pour son poids. La première séance consistait en un traitement de sa nervosité. Lors de la deuxième, elle dira : « *Docteur, je n'ai pas perdu un seul kilo, mais je me sens tellement bien dans ma peau que maintenant, je me fous complètement de mon poids.* »

Une fille de quinze ans consulte pour un œdème considérable d'un des membres inférieurs. Ce gonflement de la cuisse et de la jambe est apparu lors de l'apparition des premières règles et ne l'a plus jamais quittée malgré divers traitements. L'utilisation des points diurétiques permettra de réduire nettement l'œdème, mais insuffisamment. Après quelques séances, il est également ajouté des points d'acupuncture chinoise sur le membre inférieur. À la consultation suivante, le membre en question est quasi normal, pour la plus grande joie de la fille, des parents, et du toubib…

L'association des deux types d'acupuncture peut être vraiment formidable ! Il ne faut cependant pas commencer d'emblée avec les deux techniques lors des premières séances car certains patients très réceptifs sont comme drogués, probablement par une trop grande libération d'endorphines.

La joie d'aider, le plaisir de travailler

Émilien, six ans, souffre de bronchites asthmatiformes récidivantes et a été placé sous Bécotide et Ventoline depuis plusieurs mois. C'est un enfant anxieux

qui pose sans cesse des questions. Il se plaint fréquemment de maux de tête. Après deux séances de stimulation auriculaire par laser IR, le médecin lui place quatre ASP réparties de la façon suivante :
- à droite : corps calleux et PMS
- à gauche : rhinencéphale et PMOS

Huit jours après cette séance, la maman décide d'arrêter le traitement médical car son fils est nettement plus calme, moins fatigué et ne présente plus d'essoufflement. Il est devenu moins colérique et n'a plus eu de maux de tête. En six mois, il ne fera qu'une seule crise.

Josiane, quarante-trois ans, souffre de dépression, d'insomnies, d'oppressions respiratoires, de tremblements des membres supérieurs et de dépendance à l'alcool. Elle fait cent soixante kilomètres pour consulter son auriculothérapeute. Ses tremblements l'empêchent d'écrire correctement. Après une séance, son médecin traitant constate qu'elle signe son chèque beaucoup plus facilement qu'à l'ordinaire. Après deux traitements par auriculothérapie, espacés d'un mois et demi, cette patiente arrive à la troisième consultation le visage épanoui, ses tremblements sont discrets, et toute fière, elle dit au médecin : « *Regardez comme j'ai rempli moi-même mon chèque sans trembler* »…

Bernard, cinquante-trois ans, travaille dans une tannerie et présente de l'eczéma sur tout le corps depuis un an et demi, lorsqu'il consulte en auriculothérapie. À la deuxième consultation, un mois plus tard, seules ses mains présentent encore de l'eczéma. À la troisième, seulement deux doigts sont encore atteints. Trois semaines s'écoulent et il revient en urgence, les mains complètement fissurées, érythémateuses, prurigineuses, croûteuses et suintantes. Il a été fortement en contact avec des peaux de tannerie. Treize ASP sont placées en urgence. Une semaine après, tout est quasi rentré dans l'ordre. Il présentera encore quelques poussées d'eczéma, mais cet homme, travaillant depuis son plus jeune âge dans cette entreprise familiale, est aujourd'hui soulagé de pouvoir continuer à y exercer sa profession. *« Sans l'auriculothérapie, cela n'aurait plus été possible »*, se plaît-il à répéter.

Christiane, trente-neuf ans, *« porte comme un poids de cent kilogrammes sur les épaules »* depuis une quinzaine d'années. Elle ressent une fatigue dans le bras droit et souffre de crises douloureuses aiguës dans le membre supérieur gauche depuis six mois. La mise sous antalgiques et anti-inflammatoires non stéroïdiens ne résout rien. Les corticoïdes, pas davantage ; sa minerve la soulage peu. Son rhumatologue a décidé de la mettre sous Rivotril. Deux mois après sa première séance d'auriculothérapie, elle revient heureuse. Elle n'a plus de minerve et a arrêté tout son traitement médical. Elle n'a eu aucune crise douloureuse. Le traitement a été le suivant :
- à droite : trois points de détente neuromusculaire
- à gauche : épaule, musculomère C7, ganglion cervical inférieur, moelle neurovégétative, moelle sensitive cervicale C7, PMOS et cortex temporal.

Une dame de cinquante ans se présente à la consultation pour des douleurs et un gonflement du membre supérieur droit, surtout au niveau de la main. Elle a subi une mammectomie pour cancer du sein avec curage ganglionnaire deux ans auparavant. Le traitement appliqué est la puncture des points auriculaires suivants : mains, ganglion cervical orthosympathique inférieur, moelle épinière sensitive, réticulée, thalamus, aire associative cérébrale, mésonéphros (point diurétique) et point maître orthosympathique. Ce plan de traitement reproduit à l'oreille le trajet réel de la douleur, renseigne le cerveau sur la zone main et donne une action diurétique qui se répercute sur celle-ci. La patiente reviendra trois mois après avec une nette amélioration de sa douleur et du gonflement de la main. L'effet diurétique de certains points est bien réel, mais inconstant dans des cas tels que celui-ci.

Une jeune fille de vingt ans atteinte d'une maladie lupique, dialysée rénale depuis trois ans, en attente de greffe rénale, consulte un auriculothérapeute pour des douleurs maximales de ses deux genoux, qui résistent à tout traitement médical classique (passage en centre de la douleur y compris). Elle arrive au cabinet, livide, soutenue par son père. Les zones piquées à l'oreille sont les suivantes : genoux (criblage par trois aiguilles), un point spécifique du membre inférieur, moelle épinière lombosacrée, pars intermediolateralis lombaire (moelle neurovégétative orthosympathique), point maître orthosympathique, réticulée, thalamus, aire associative cérébrale, corps calleux (pour stimuler le passage de l'information sur l'autre hémisphère cérébral).

En fin de consultation, la patiente sent déjà une amélioration, son visage se recolore et à peine sortie, elle revient totalement ébahie pour me dire qu'elle marche beaucoup mieux. Elle consulte une fois par mois pour relancer le traitement et, dans son dossier médical hospitalier, le chef de service note l'acupuncture auriculaire comme une coanalgésie intéressante.

Dans ces deux derniers cas, le raisonnement est le même : suivre fidèlement à l'oreille la représentation du corps humain et le trajet de la douleur depuis la zone lésée jusqu'au cerveau. On peut ajouter sur l'autre oreille des points d'angoisse, de colère, de chagrin ou de mémoire émotionnelle, car la participation des émotions dans la tolérance à la douleur peut être considérable.

Une dame de soixante ans consulte pour des douleurs lombaires chroniques dont elle souffre depuis des années.

La première consultation est sans grande communication avec le médecin, elle est sceptique : « *De toute façon, les médecins ne peuvent rien faire pour moi* ». Le thérapeute applique un traitement avec le raisonnement du trajet de la douleur comme dans les deux cas précédents. Cela ne donne aucun résultat, dira-t-elle un mois plus tard.

À la seconde consultation le médecin va lui relire tous les autres petits symptômes gênants dont elle a pu lui parler. Elle constate qu'effectivement il y a des choses qui vont mieux, comme son nœud à l'estomac qu'elle avait très souvent. On s'aperçoit ainsi qu'au symptôme principal pour lequel le patient consulte sont associés toute une série d'autres symptômes plus variés. L'action thérapeutique de l'auriculothérapie peut être ciblée mais elle aura toujours une action plus large et il n'est pas rare de constater la disparition de certains symptômes associés alors que le symptôme principal n'a pas changé dès la première consultation.

Ensuite, le médecin part dans une autre direction, celle de sa vie personnelle et familiale et du coup, les larmes vont couler abondamment. Sous ses apparences réservées de dame de la bonne société, bien des souffrances affectives se cachaient : un papa décédé à la guerre quand elle avait cinq ans, un beau-père dont elle a dû subir toutes sortes d'humiliations durant son enfance et son adolescence, un mari qui la trompe et des enfants qui habitent loin. Les points puncturés à la seconde séance seront les suivants :

À droite :

- Corticosurrénales (anti-inflammatoire)
- Foie vésicule (se faire du mauvais sang)
- Point ectoblastique du tissu nerveux (oméga)
- Locus ceruleus (structure cérébrale dont la déficience peut entraîner des dépressions)

À gauche :

- Rhinencéphale (cerveau émotionnel)
- Amygdale cérébrale (petit noyau nerveux intervenant dans la peur)
- Deux points dans la zone des cicatrices psychiques
- Estomac (elle a souvent « le brûlant »)

Deux mois plus tard elle revient pour une troisième séance, nettement soulagée. Ici, la composante limbique apparaît clairement. Sans écoute et sans mise en confiance, la patiente aurait passé sous silence ces épisodes de sa vie. L'écoute a donc bien tout son rôle dans l'efficacité d'un traitement.

Une dame de quarante-neuf ans souffre de douleurs d'épaules et de nuque ainsi que de grosses tensions musculaires au niveau de la colonne vertébrale dorsale. Elle se plaint également d'écoulements pharyngés continus. Son mari l'a abandonnée il y a trois ans, la laissant avec ses trois enfants. Elle était mère au foyer… En fin de première séance, elle ressent déjà une amélioration générale. Deux mois plus tard, elle n'a plus aucune douleur ni de dos, ni d'épaule. Elle se sent *« bien détendue, plus à l'aise, plus confiante, plus posée et plus heureuse »*. Elle signale également une très nette diminution de son écoulement nasal permanent dans le

pharynx, ce qui occasionnait des pharyngites et des tra-
chéites. Le traitement a été le suivant :
- À droite : triade de relaxation, musculomère C7
- À gauche : point d'allergie, rhinencéphale, sinus,
trijumeau V2, ganglion cervical supérieur.

Une fille de dix-sept ans rentre chez elle après une
consultation d'auriculothérapie, elle est mal dans sa
peau. Sa mère téléphone au médecin en fin de soirée
pour lui signaler que sa fille n'arrête pas de parler depuis
plus de quatre heures, ce qui n'était plus arrivé depuis
près de deux ans, lui racontant toute une série d'événements de sa vie d'adolescente et enfin exprime rageuse-
ment une volée de reproches à sa mère. Celle-ci écoute,
encaisse, mais se sent soulagée d'entendre sa fille enfin
s'exprimer. Après cette reprise brutale des relations, une
communication normale a pu être enfin rétablie.

Une dame de vingt-sept ans consulte car elle est à
bout de nerfs. Deux jours après, son mari téléphone
pour signaler que son épouse est infernale depuis la
séance. Quand elle consulte un mois après, elle raconte
que son père a toujours tout gardé pour lui sans jamais
s'exprimer. Il est mort d'une tumeur dans la tête. Elle
affirme qu'elle fait tout comme lui, renfermer toutes ses
émotions : « *Sans vos aiguilles, j'allais finir comme lui,
docteur, c'était comme si ma tête allait exploser* ».

Un homme de soixante-dix-neuf ans dans les
minutes qui suivirent la pose des ASP, encore dans le
cabinet médical, tombe en pleurs dans les bras de sa
femme car il n'a jamais osé lui dire que sa première
épouse était en fait décédée de tuberculose cinquante
ans plus tôt.

Plus direct et vulgaire, un mari demande au cabinet médical, devant son épouse, de remettre des aiguilles car elle redevient chiante. Le fils de cette brave dame confirmera effectivement au médecin que sa mère est nettement plus calme, plus apaisée avec les aiguilles.

Bg, le 3/1/2005
Cher docteur,
« Permettez-moi de vous exprimer toute ma gratitude pour m'avoir si bien soulagé du fardeau des migraines que je traînais depuis de si longues années. Vous êtes mon bienfaiteur.
Que cette nouvelle année comble vos souhaits et vous garde, ainsi que votre famille, en excellente santé. »

I.d.

Quarante-deux anesthésies générales

Quarante-deux anesthésies générales dont trente-deux avec intervention chirurgicale ! C'est l'historique médical de cette dame âgée de soixante-douze ans qui consulte avec un tableau de dépression parmi bien d'autres symptômes.

Les anesthésies générales, tout comme les chocs émotionnels brutaux, pourraient ralentir chez des patients hypersensibles le passage interhémisphérique des informations nerveuses entre les deux hémisphères cérébraux. C'est comme si les deux hémisphères avaient des difficultés à échanger les informations entre eux. Il s'ensuit une sorte de ralentissement de l'individu, voire un état dépressif. Or nos deux hémisphères cérébraux n'ont pas la même analyse du monde, leur activité n'est pas superposable en tout. Le gauche semble plus analytique, il démontre, il raisonne alors que le droit serait plus intuitif, créatif et artistique. Leurs échanges « informatiques » se font par l'intermédiaire du corps calleux, substance nerveuse composée de près de deux cent quatre-vingt-dix millions de fibres nerveuses les reliant donc l'un à l'autre. Il s'agit d'une véritable autoroute de l'information entre le cerveau gauche et le cerveau droit.

L'auriculothérapie permet de réactiver ou de stimuler cette zone. Ainsi, dans le cas de cette dame qui portait le poids du monde en arrivant dans mon cabinet, j'ai placé trois ASP sur chaque oreille au niveau des points correspondant au corps calleux. J'ai également ajouté bilatéralement un point de thalamus, un point maître sensoriel (correspondant à l'aire cérébrale de Wernicke) et un point de plexus solaire. Le résultat fut aussi impressionnant que rapide. À la consultation suivante, un mois et demi plus tard, au moment où je vins la chercher dans la salle d'attente, elle bondit de sa chaise pour me dire : « *Docteur, je revis !* » Le mari confirma en me disant « *C'est incroyable, en quarante-huit heures, c'est toute une page de sa vie qui s'est tournée* ».

Ce bel exemple de réactivation probable de la communication interhémisphérique (et peut-être plus simplement de la stimulation de l'activité nerveuse cérébrale générale) mérite d'être colorée d'une anecdote intéressante pour illustrer le cerveau gauche, le cerveau droit et le corps calleux.

Le célèbre chimiste allemand Friedrich Kékulé (1829-1896) découvrit la tétravalence de l'atome de carbone et le noyau benzène, structure chimique cyclique fermée et formée de six atomes de carbone. Le brave homme, perdu dans ses recherches, ses analyses et ses réflexions, ne parvenait pas à coucher sur papier la forme de cette fameuse structure benzénique contenue notamment dans la molécule de cholestérol. Un soir, affalé dans un fauteuil au coin du feu, après avoir bu, il regardait les flammes sautiller dans l'âtre. Dans son imprégnation alcoolique, il vit sur les flammes un serpent qui se mordait la queue (une autre version affirme que c'est après un rêve nocturne, qu'importe!). Grâce à cette vision de ce cercle, il venait d'avoir la réponse à ses interrogations sur la forme de la structure chimique qu'il recherchait. L'alcool peut libérer un cerveau droit trop écrasé par les raisonnements du gauche. Le génie humain implique donc l'utilisation du cerveau dans sa globalité.

Alors, à propos d'anesthésies, le monde virtuel informatique, télévisé et électronique dans lequel évoluent les enfants est une catastrophe car il diminue la créativité spontanée, fruit du travail cérébral droit. Autrefois, un enfant imaginait un avion avec deux bouts de bois; de plus, il avait le temps de rêver, d'imaginer, d'inventer. Le monde virtuel dans lequel les enfants de l'Occident baignent ne fera qu'accentuer la décadence de celui-ci, à moins qu'ils ne retrouvent au plus vite une connexion avec le réel, à commencer par la nature qui peut stimuler nos sens de toute part.

Lire un roman exerce l'imagination, on crée soi-même le décor et les personnages sur base des informations reçues. Ce n'est pas le cas si l'on suit la même histoire à la TV où les images sont toutes faites, il n'y a plus rien à inventer. De même, les études axées excessivement sur la connaissance intellectuelle laissent de côté le développement de l'intuitivité et de la créativité. Celle-ci demande du temps et de la liberté. Il n'y a rien de plus stupide que de juger de l'efficacité professionnelle d'une personne uniquement sur la base de la rapidité avec laquelle il remplira correctement un questionnaire. Quelqu'un de lent peut avoir bien plus de ressources intellectuelles qu'un cerveau trop informatisé par des connaissances théoriques. Pour s'en convaincre, il suffit de regarder tous ces brillants intellectuels qui dirigent la France et ses entreprises et dont l'inefficacité sur le terrain s'assimile pour certains à de l'incompétence pure et simple ! Rappelons-le, il n'y a jamais eu autant de diplômés sur la Terre, et elle n'a jamais été autant menacée.

Si quarante-deux anesthésies générales peuvent déprimer le cerveau, l'informatique le pourra encore bien plus dans les temps à venir. Ce formidable outil de travail a été une fois de plus récupéré par ceux qui tirent les ficelles du capitalisme et qui voient dans toute invention géniale le moyen d'en tirer un profit financier tout en suscitant des besoins très onéreux dans les familles. Hélas, le réel bonheur n'est pas de ce côté. Se connecter avec un frère à l'autre coin du monde est formidable, mais voir des enfants s'abrutir pendant des heures devant un écran et se laisser intoxiquer petit à petit dans leur subconscient par des images de dominations, de perversions et de violence est tout simplement dramatique.

Il reste donc aux défenseurs du genre humain à se connecter entre eux au plus vite pour préserver et réanimer ce prodigieux ordinateur cérébral des virus informatiques nerveux issus des dérives du capitalisme.

Les cicatrices toxiques

Lorsque j'entendis parler pour la première fois de cicatrices toxiques, j'ai trouvé cela étrange. À l'époque, il m'arrivait d'aller assister mes confrères chirurgiens aux opérations de mes patients. Nous tâchions de faire la plus belle cicatrice possible, sans nous poser plus de questions.

Lors d'un congrès d'homotoxicologie organisé par la firme Heel à Baden-Baden, j'ai rencontré un anesthésiste qui s'était reconverti dans la neurale thérapie. Je l'avais surnommé Elton, car il nous avait joué à merveille des morceaux de piano lors d'une soirée et son style était vraiment celui d'Elton John. Son travail consistait notamment à infiltrer les cicatrices cutanées pour la plupart d'origine chirurgicale. Lorsqu'un patient voyait son état général se dégrader petit à petit après une opération, qu'il se voyait atteint de diverses pathologies répondant mal ou pas du tout aux traitements conventionnels, il proposait ces injections sous la cicatrice et tout le long de celle-ci. Il utilisait de la Procaïne seule ou additionnée de Traumeel (anti-inflammatoire homéopathique de cette firme). Au vu de son carnet de rendez-vous rempli un an à l'avance et de son école avec cinq ans d'attente pour l'inscription, je pense que son travail s'appuie sur des bases valables. Le niveau d'amélioration atteint était surprenant dès la première séance.

Aux cours d'acupuncture auriculaire au GLEM de Lyon, ce problème des cicatrices toxiques est bien abordé par certains professeurs qui donnent également des schémas de travail. Il semblerait que certains traitements ne répondent pas tant que le barrage cicatriciel n'a pas été levé. Il y a comme un blocage, une sorte d'obstruction à une bonne circulation « des énergies », disons plutôt au bon fonctionnement du corps. La réponse à ce mystère pourrait se trouver du côté de la cage électromagnétique qui entourerait le corps. Les principes de traitement de ces cicatrices toxiques sont relativement complexes, aussi je renvoie à l'ouvrage d'auriculothérapie du docteur Bernard Leclerc du GLEM.

Le cerveau a une représentation et une perception très précise du corps humain, il se peut qu'il n'intègre pas le nouveau schéma corporel qu'on lui impose. Par exemple, il peut falloir quelques minutes pour s'habituer à une coupe de longs ongles des doigts. Le rapport à l'environnement change de quelques millimètres et le cerveau doit refaire une nouvelle configuration de ce rapport, une nouvelle cartographie. Le fait d'attirer l'attention du cerveau sur la modification d'une zone corporelle pourrait lever ce blocage.

Pour terminer, je dirai que l'analyse fine et la compréhension du corps humain sont indissociables d'une connaissance approfondie de ces deux sciences si complémentaires que sont la physique et la chimie. Je regrette donc que l'étude de ces deux disciplines soit limitée aux premières années de médecine. Plus j'avance, plus j'ai l'impression que nous travaillons comme des barbares sur le corps humain qui est loin d'avoir livré tous ses secrets, tous ses mystères. Positionné au carrefour de l'infiniment petit et de l'infiniment grand, du visible et de l'invisible, il n'a pas fini de nous surprendre. Nous rougirons dans quelques décennies de l'avoir traité avec une telle brutalité, tout comme nous nous moquons aujourd'hui des médecins de Louis XIV.

Je lance ici un appel aux jeunes pour qu'ils retrouvent la passion des sciences de la vie. Plutôt que de vouloir faire fortune avec les jeux boursiers, je leur souhaite de découvrir la joie dans la connaissance et les recherches sur le corps humain. Quitter son ordinateur et déposer son GSM pour aller contempler le vol des oiseaux, lire des revues et des articles qui relatent l'extraordinaire capacité de réception de différents organes chez les animaux, c'est nourrir son intuition de la vie, indispensable à la créativité. Quand je lis dans la revue *Cerveau et psychologie* n° 14 que le mâle d'un papillon de nuit a son cœur qui s'accélère en présence de seulement cinq molécules de phéromones (hormones circulant dans l'air) libérées par une femelle, moi, ça me met de bonne humeur pour toute la journée tellement ça m'amuse. Et quand je lis que la sensibilité à ces odeurs est de cent milliardièmes de gramme au bout des antennes et qu'ensuite il y a une amplification dans le cerveau du papillon, je me demande ce que nous ferions avec nos nez si nous reniflions ainsi les dames que nous croisons dans la rue... Les récepteurs sensoriels peuvent être d'une sensibilité époustouflante dans le règne animal.

Qu'avons-nous donc inventé? Des avions magnifiques, certes, mais ils font du bruit et polluent. Ils n'ont pas la faculté de pouvoir se poser où bon leur semble. Quand je regarde les cygnes sauvages près de chez moi, j'admire leur grâce, leur beauté et je pense à cette liberté de vivre sans taxes, sans impôts, sans lois écrasantes. Il y a dans la nature une sorte d'harmonie et d'équilibre spontané que l'Homme est venu troubler. Il invente des choses fantastiques comme l'ordinateur ou le téléphone portable, mais les requins de la finance en font des moyens d'abrutissement et déferlent dans votre vie privée ou sur votre territoire avec, par exemple, la pléthore d'antennes relais sur lesquelles il serait temps de se poser de sérieuses questions quant à leur toxicité éventuelle pour le système nerveux et le fonctionnement cellulaire. Pris dans la comédie de la réunionite et de la soumission à la mondialisation de la dictature capitaliste, nos politiciens ne posent plus les vraies questions et ne veillent plus à la protection des citoyens.

Ainsi, bien au-delà des cicatrices cutanées, c'est toute la surface de notre Terre qui est recouverte des plaies et cicatrices toxiques du genre humain, asservi à ses pantins déshumanisés et rongés jusqu'à la moelle par le pouvoir diabolique de l'argent.

Oui, je dis aux jeunes de s'affranchir et de ne plus se laisser séduire par cette comédie d'un monde de profit, d'apparences et de performances, mais bien de faire silence pour laisser venir en eux-mêmes l'émerveillement des sciences de la Vie. Qu'ils cherchent et trouvent les outils pour soigner les cicatrices toxiques que les anciens leur ont laissées par leur ignorance barbare. La science de demain sera vraie et lumineuse dans la mesure où elle intégrera sagesse et connaissance, intelligence et spiritualité, poésie et créativité, raisonnement et intuition. L'avenir en dépend.

Alors, toi qui es jeune, lève-toi et va contempler l'océan, les montagnes et les étoiles, tu y retrouveras ton inspiration. Si tu n'en as pas les moyens ou l'occasion, n'oublie pas que c'est d'abord au plus profond de toi-même que tu découvriras l'amour et la puissance créatrice. Le silence t'aidera à découvrir la merveille que tu es. Tu percevras ta propre grandeur dans la joie d'un cœur désencombré du tumulte du monde. Bonne route à toi !

Informer les confrères, une autre histoire... !

Témoignage du :

> Docteur Monique MINGAM
> Service de Rééducation des Enfants
> Centre Hospitalier de Cornouaille
> 29107 QUIMPER Cedex

J'ai planté ma première aiguille d'acupuncture en 1978, dans le service de Rééducation Fonctionnelle de l'Hôpital Morvan de Brest, devenu CHU depuis...

Ma patiente avait très mal au bas du dos... Soulagée rapidement et radicalement, elle reviendra me voir... cinq ans plus tard car *« elle sentait un peu son dos à nouveau »*!

J'ai pratiqué avec succès, pendant vingt-cinq ans, l'acupuncture chinoise dite aussi « somatique » (puisqu'on met les aiguilles sur le corps) avant d'obtenir mon diplôme d'acupuncture auriculaire après deux ans d'études à l'université de Paris XIII en 2003.

Mon enseignant, le docteur David Alimi, me dit alors : *« Vous qui êtes médecin spécialiste de Rééducation, vous devez voir des patients scoliotiques, essayez donc les deux points « épiphyse » et « wΩ »* (le point des tissus musculaires et articulaires).

Je lui réponds en riant : *Parce que vous pensez améliorer une scoliose évolutive ? Mais personne n'a amélioré une scoliose, avec le traitement orthopédique (corset et kinésithérapie), nous savons seulement les stabiliser !*

Cependant, de nature curieuse et voulant toujours faire mieux pour mes patients, j'ai commencé, auprès de mes jeunes patients volontaires à ajouter des séances d'acupuncture auriculaire au traitement orthopédique, en piquant à l'oreille les deux points présumés agir sur l'épiphyse et les muscles.

En effet, qu'est-ce qu'une scoliose ?
C'est une déformation de la colonne vertébrale qui se courbe (formant un « S » ou un « C » quand on regarde la personne de dos) et qui tourne aussi sur elle-même. Cette rotation des vertèbres (c'est l'effet « vilebrequin ») fait apparaître une ou plusieurs « bosses » dans le dos que l'on appelle gibbosité(s) et qui se voient bien quand la personne se penche en avant.
C'est, semble-t-il, un défaut de croissance des muscles paravertébraux d'un côté de la colonne qui entraîne cette « maladie scoliotique ».
Ce défaut de croissance unilatéral semble dû, selon les travaux du professeur Jean Dubousset, à un dysfonctionnement de l'épiphyse, petite glande médiane à la base du cerveau, impliquée dans les phénomènes de croissance… d'où le choix du point « épiphyse » et du point « des muscles » à piquer à l'oreille !

Dès les premiers essais, j'ai été surprise, voire stupéfaite, d'observer les gibbosités s'aplatir dans les semaines qui suivent les séances, et ce, dès la première séance. Une maman s'exclame, me parlant de sa fille :
– Mais je ne vois plus sa bosse dans le dos ? !
– Moi non plus ! De quinze millimètres de haut, elle est passée à peine à cinq millimètres !
Sur les quarante-six adolescents traités jusqu'à maintenant, les vingt qui ont accepté, en plus du corset et de la kinésithérapie, le traitement par acupuncture auriculaire ont vu une diminution importante de leur gibbosité par rapport aux vingt-six sans acupuncture auriculaire…
La morale de cette histoire est que *« la curiosité n'est pas un défaut quand elle est scientifique ! »*

Maintenant il faut réussir à informer les confrères de ces résultats. Et ceci est une autre histoire…

Témoignage du :

Docteur Damien du Perron
Médecin généraliste, gériatrie
49000 Angers

C'est avec beaucoup de fierté que je réponds à l'invitation de mon ami Pio de Leuze à ajouter quelques mots à son ouvrage. De formation universitaire lyonnaise, j'ai entendu parler de l'auriculothérapie pendant mes études quand le docteur Paul Nogier consultait encore, mais je n'étais alors pas allé plus loin qu'un petit livre de vulgarisation. Vingt ans plus tard, alors que je me rendais à Bobigny pour une inscription en ostéopathie, je fus saisi par la présentation magistrale de l'auriculothérapie faite par le professeur David Alimi, capable de relier les connaissances neurophysiologiques modernes et cette discipline un peu étrange. J'ai donc suivi avec beaucoup d'enthousiasme l'enseignement d'auriculothérapie. À l'issue de celui-ci, et lors d'un colloque, je rencontrai un médecin belge qui venait de s'installer dans la région d'Angers où je suis installé. J'appréciai d'emblée la chaleur humaine, le non-conformisme et la profondeur de Pio-François. Ce fut le début d'une amitié qui s'est concrétisée par une association au centre-ville d'Angers, dans le but d'échanger nos pratiques. J'ai pu réaliser dans ce partage ce qui rend originale la pratique de Pio.

En ce qui me concerne, j'exerce l'auriculothérapie dans le cadre d'un cabinet de médecine générale avec une orientation gériatrique importante. C'est vraiment un complément très utile dans ma pratique dans le sens d'une prise en charge non médicamenteuse des pathologies chroniques ou aiguës. Les principales indications dans ma pratique sont les douleurs chroniques arthrosiques, les migraines, les troubles du sommeil, les troubles anxieux et les troubles fonctionnels qui y sont associés ainsi que le sevrage tabagique. L'utilisation des ASP est rapide et permet de ne pas alourdir la consultation. Ce n'est qu'en cas de problème récidivant, ou résistant au traitement que je creuse les autres dimensions du symptôme. Quand je compare cette façon de faire à celle de Pio, je dois reconnaître qu'il y a dans ma façon de procéder, pour efficace qu'elle soit, une perte d'information à ne pas considérer d'emblée la dimension limbique de la personne, et une polarisation sur le symptôme qui nous écarte de la santé au sens large.

Bien sûr, cette façon de pratiquer pose des problèmes de temps, d'organisation du cabinet, et de rémunération. Mais ces facteurs conjoncturels ne doivent pas nous faire perdre de vue les avantages et bienfaits de cette anamnèse « limbique ». Bien connaître nos patients, établir une véritable relation de confiance, savoir relier leur pathologie à leur histoire est un préalable apte à affiner notre pratique, à lui donner du sens. Dans ce cadre, l'auriculothérapie déploie efficacement sa puissance d'action sur le système émotionnel.

Pour tout cela, je ne peux que recommander à mes confrères la lecture de cet ouvrage qui crée des ponts entre des domaines que nous sommes habitués à bien distinguer : le médical et le psychologique, le médical et le spirituel. Tous ceux qui se sentent concernés par une vision large de l'homme trouveront matière à leur réflexion.

Témoignage du :

Docteur Pascale Fernez
5140 - Sombreffe, Belgique

« Aider », le mot d'ordre de toute ma vie.

Depuis toujours, je veux faire la médecine. Depuis toujours, le bien-être d'autrui m'est primordial. Durant ma carrière j'ai approfondi beaucoup d'aspects des sciences médicales : passant de la recherche au travail de labo, de la chirurgie expérimentale à l'élaboration de protocoles d'études cliniques, et enfin de la médecine générale à dix années de salle d'opération en chirurgie cardiaque.

Pourtant, je n'avais pas encore trouvé ma voie, celle d'une complète satisfaction et d'une sincère adéquation avec moi-même.

En effet, trop souvent, je n'avais pas d'autres moyens que de prescrire des médicaments, ces « fameux médicaments » qui ont tout de même sauvé l'humanité... Au fil des années, nous, médecins, sommes bien conscients que toutes ces drogues ne sont qu'un appoint à utiliser avec parcimonie. Nous reconnaissons maintenant que la nature a bien fait les choses. L'être humain est une machine tellement élaborée ; tous ces systèmes d'homéostasie et de régulation sont tellement fragiles !

Certes, nos produits améliorent certainement une maladie ou un symptôme, mais ils dérèglent tous les engrenages de cet équilibre.

Le cerveau est un ordinateur à ce point sophistiqué qu'aucun autre n'en atteindra jamais la perfection. Restons humbles devant cette merveille...

Un jour, Pio, un ami de longue date, m'a expliqué ce qu'il pratiquait dans les oreilles... L'auri... quoi ? Il était probablement devenu fou ! Toutes ces médecines naturelles qu'il pratiquait depuis toujours l'avaient illuminé... !

Je ne l'écoutais pas, je ne le croyais pas, moi qui opérais « sérieusement » en chirurgie. Là, c'était du concret, les résultats étaient immédiats.

Le docteur de Leuze m'a proposé de rechercher certains points dans mon oreille. Je l'ai laissé faire. Pourquoi ? Je ne le sais toujours pas. Je me moquais de lui. Puis il m'a déclaré des vérités qu'il ne me connaissait pas. Il m'a proposé de me « piquer »... Je me suis laissé « piquer ».

Depuis ce jour, ma vie a changé. Oh, combien c'était efficace ! Il me semblait que toutes les pendules de mon corps et de mon esprit s'étaient remises à l'heure. Pourquoi cette médecine n'était-elle pas plus connue ? Pourquoi ne l'enseignait-on pas dans nos écoles ?

Aujourd'hui, j'ai tout abandonné pour pratiquer l'auriculothérapie à plein-temps, cette médecine qui guérit si facilement !

Merci, Pio, de m'avoir prise par la main et de m'avoir entraînée sur ce chemin...

À mon tour, je remercie chaleureusement le Dr Pascale Fernez, auriculothérapeute de talent avec qui j'ai eu le plaisir de travailler à l'occasion de diverses tables rondes au cours desquelles nous avons pu partager cet idéal médical commun.

Les massages auriculaires

Ce serait une énorme lacune de ne pas mentionner les massages auriculaires que je ne connaissais pas lors de la rédaction de ce manuscrit. Pourtant, intuitivement j'en pressentais l'importance et c'est pourquoi je me suis rendu à Montréal pour suivre une formation chez madame Madeleine Turgeon, réflexothérapeute québécoise de réputation internationale. Je l'avais écoutée en France à Angers avec beaucoup d'admiration. J'ai pensé que nous, médecins, nous avions énormément à apprendre de la réflexologie, qu'elle touchait et agissait sur des mécanismes complexes impliquant non seulement des voies nerveuses réflexes, mais aussi des interactions entre des champs électromagnétiques par lesquels la chimie du corps et de l'esprit se trouve influencée. Ce soir-là, j'étais rentré chez moi avec beaucoup d'humilité, mais un nouvel horizon s'ouvrait à mon regard sur la santé. C'est pourquoi, quelques mois plus tard, je m'envolais pour Montréal pour tendre mes oreilles au précieux enseignement et aux massages bienfaisants de madame Madeleine Turgeon.

Quelle découverte! Voir des personnes se relâcher, se décontracter et faire une réelle expérience de bien-être en moins d'un quart d'heure (temps moyen d'une séance de réflexothérapie auriculaire) relève un peu d'une espèce d'alchimie entre les mains du thérapeute et les oreilles du patient, sans compter la disparition de symptômes tels que céphalées ou tensions cervico-scapulaires.

Faut-il obligatoirement les doigts du violoniste sur un Stradivarius pour produire les vibrations de l'harmonie? Faut-il obligatoirement des aiguilles pour être efficace? me suis-je dit en moi-même. *Pour paraître médecin* probablement, pensais-je!... surtout quand je vois travailler Madeleine, cela me paraît si simple, trop simple d'ailleurs, mais c'est souvent à cette apparente facilité fort déconcertante que se reconnaît un artiste.

Il ne m'est pas permis de parler des massages auriculaires, vu mon manque d'expérience, mais d'emblée je peux constater tout son intérêt en pédiatrie. Le mercredi, je reçois beaucoup d'enfants au cabinet. Fini la crainte des ASP… ou la crainte de se faire tirer les oreilles, au contraire : « *Maman, tu me feras ça ?* » De même chez certaines personnes très sensibles, la pose d'ASP représente une agression excessive. Là aussi, les massages seront les bienvenus. D'une façon plus générale, j'observe assez rapidement un effet de relaxation très marquée et une attitude favorable de lâcher prise et, comme par « hasard », des douleurs éventuellement associées ! Il m'est difficile de me prononcer sur l'efficacité de ces massages et de les comparer avec les aiguilles dont je crois spontanément et arbitrairement l'action plus puissante. Je pense qu'un patient fatigué, à bout nerveusement et qui a horreur des aiguilles, peut bénéficier avantageusement d'un massage auriculaire en première intention, quel que soit le motif de la consultation. Il est probable qu'au fil du massage, il accepte alors la pose de deux ou trois aiguilles.

Je conseille donc très vivement aux thérapeutes, tant à ceux qui s'occupent de la sphère mécanique des malades qu'à ceux qui abordent plus spécialement les circuits cérébraux (les deux sont très liés), d'apprendre à pratiquer ces massages auriculaires dont l'action apaisante est incontestable. C'est une excellente façon d'entrer en contact avec un patient anxieux et craintif. Ils ne piquent pas, mais ne consistent pas non plus à faire des caresses. Ils sont à mi-chemin entre les deux en évitant le désagrément ponctuel des aiguilles tout en gardant le plaisir du toucher. « *Que du bonheur* », comme l'a exprimé un des participants à ces cours enrichissants.

L'auriculo-hypnose

L'action très favorable de l'auriculothérapie et de l'hypnose sur le système nerveux limbique m'a très vite donné l'envie d'annexer ces deux techniques dans le traitement d'un patient, soit conjointement, soit de les alterner d'une consultation à l'autre. Deux techniques si proches aux abords différents, deux arts, devrais-je dire…

Il y a deux possibilités pour pratiquer l'auriculo-hypnose :
1. Les massages et, tout en se faisant, on pratique l'hypnose médicale.
2. Après une anamnèse limbique, on « cloue » des ASP pour enfoncer le traitement à et par l'oreille. C'est très confortable pour le praticien, un peu moins pour le patient… Avec ironie, je le préviens que chez moi, c'est le seul cabinet de la ville où on peut dire, et c'est même conseillé, « la vache » au docteur !

1. Mon idée en faisant ce voyage au Canada, était de pouvoir associer des massages auriculaires tout en pratiquant l'hypnose, tout en parlant, tout en chuchotant à l'oreille de mes patients. Les hypnothérapeutes ont trop l'idée que l'hypnose se pratique chacun assis sur une chaise, voire dans un fauteuil pour le patient. Personnellement je la pratique avec le patient assis, debout ou couché et moi-même étant assis ou debout, à côté, devant ou derrière lui. Je n'ai pas de schéma type, je sais seulement que le patient est souvent dans une profonde autohypnose face à son symptôme !

Le massage des pavillons auriculaires, tout en pratiquant l'hypnose en se trouvant derrière le patient, établit un contexte tout à fait inhabituel tant pour le patient que pour le thérapeute. Ceci est excellent car ce dernier ne peut plus lire sur le visage de son patient. En quelque sorte, il perd donc un certain contrôle sur lui et cela l'oblige à faire appel à toute sa sensibilité et toute sa créativité. Il doit sentir son patient, il est sans ses yeux, sans pouvoir vérifier si le patient a les siens ouverts… Bien sûr qu'il est possible de faire de l'hypnose les yeux ouverts et de l'hypnose sans hypnose, mais quand le patient ferme enfin les yeux, c'est si rassurant pour bien des thérapeutes…

Ici, dans ce positionnement, ce n'est plus possible de vérifier à moins de déplacer la tête discrètement vers un côté du patient pour tenter d'observer une fermeture oculaire éventuelle ; c'est aussi prendre le risque que celui-ci ne détecte très vite ce changement de direction d'origine de la voix diminuant dès lors son « installation » dans une position confortable et ce, d'autant plus qu'il percevra les doutes du thérapeute.

Au contraire, passer volontairement de l'arrière gauche à l'arrière droit du patient et faire des va-et-vient d'un côté à l'autre, ou masser alternativement plus ou moins fort l'une ou l'autre des deux oreilles, afin de s'adresser préférentiellement à l'un ou l'autre hémisphère cérébral, peut constituer un outil de travail supplémentaire très subtil pour l'hypnothérapeute. Bref, dans cette disposition, le thérapeute est derrière son patient. Il est aveugle, seul avec son état d'esprit que ce dernier ressent toujours consciemment ou inconsciemment, c'est-à-dire qu'il va capter la sérénité et le degré d'empathie du thérapeute à son égard. Tous deux se retrouvent ensemble dans une inconnue qu'ils auront à gérer ensemble. Le thérapeute « regarde » dans la même direction que son patient et le guide vers un nouvel avenir.

2. L'hypnose et les ASP. C'est le top du top. Tout paraît simple et se pratique sans effort. Trop simple car si le médecin ne vibre pas en lui-même d'une profonde générosité, ça peut vite se compliquer. Tout commence avec l'anamnèse limbique. Le ton de l'échange y est essentiel. C'est au médecin d'avoir une disposition d'esprit telle qu'il puisse rapidement prendre en main le déroulement de la consultation. Cette disposition d'esprit, c'est d'être totalement à la disposition de ce patient tout en étant son guide, fermant la porte cognitive à ses propres préoccupations privées ou professionnelles. La densité de présence doit être permanente. Il doit être là à chaque instant mais absent là où le patient veut l'attraper ou le récupérer.

Sa capacité d'observation et d'écoute doit être maximale pour percevoir les modifications de la voix, du faciès, des gestes ou du regard de son patient. Il s'agit d'installer un climat de bienveillance tout en inspirant la confiance tant sur le plan humain que sur le plan strictement médical. Il doit se sentir en sécurité afin de pouvoir exprimer ce qu'il n'a jamais osé dire à personne ou d'avoir eu la sensation d'avoir été enfin entendu et compris sur ce qu'il a déjà maintes fois raconté dans des cabinets de psychologues ou de psychiatres. Les approches strictement intellectuelles des blessures affectives n'ont que trop montré leurs limites... Une fois qu'il accepte de présenter ses « abcès », ses « plaies », ses tumeurs du psychisme et qu'il nous donne les éléments qui révèlent la présence de « virus informatiques limbotoxiques » qui tournent dans sa tête, on peut alors commencer de parler d'« incision », de « cicatrisation » ou de « Norton antivirus ».

À ce moment, après une brève présentation de l'auriculothérapie qui peut par exemple comparer le pavillon auriculaire à un clavier de l'ordinateur cérébral, on peut passer à l'acte thérapeutique proprement dit. Avant, on a simplement préparé le champ opératoire. Ensuite, tout en posant les aiguilles, en les enfonçant et plus exactement en les injectant, on peut dire : celles-ci, c'est pour votre nœud à l'estomac, votre colère, vos angoisses, le décès de votre maman, votre douleur de nuque, etc. Le patient intègre souvent d'autant mieux le message que la mise d'une ASP est douloureuse même si c'est très bref. C'est là que mes confrères hypnothérapeutes me disent : « *En fait, c'est facile, ce que tu fais, c'est de l'hypnose, la douleur ressentie valide ton traitement* ».

Cette analyse n'est pas inexacte mais elle est incomplète et très réductrice. Il ne suffit pas de faire mal pour valider mentalement un traitement… et ce d'autant plus que la douleur iatrogène peut très vite être vécue comme une agression, c'est-à-dire être très mal vécue. Toute la subtilité est de pouvoir faire remonter en surface le contenu affectif d'une souffrance, quelle qu'elle soit. Il règne à ce moment une forte tension émotionnelle dans le cabinet, le patient craque, ses barrières se fissurent, tout remonte en surface, ses yeux coulent, sa gorge se noue. Il peut être mal et c'est au médecin d'accompagner pleinement son patient. *Venez, je vais m'occuper de cela, il y a trop longtemps que vous souffrez.* Je le répète, il n'y a pas de formule magique ; c'est d'une part la générosité du thérapeute et d'autre part la sécurité qu'il inspire qui sont la clé de la réussite. Alors oui, dans ce contexte et à ce moment d'éveil affectif, on peut piquer le point pour l'agressivité, le point pour la belle-mère, le point pour l'intestin qui seront probablement d'autant plus douloureux que la montée émotionnelle est forte, mais d'autant mieux acceptés que le patient a mis sa confiance en vous et qu'il pressent un soulagement prochain. L'incision, la cicatrisation ou l'antivirus sont d'autant plus efficaces que le mal a pu remonter en surface.

C'est dans cette collaboration entre le patient qui donne son oreille et le thérapeute qui va « ôter », « réparer », « reconnecter », faire quelque chose sur les voies nerveuses dans le cerveau que le changement tant attendu s'amorce. L'impression fréquente de clou enfoncé dans la tête en témoigne et le « la vache » si souvent lâché est éloquent. Quand celui-ci ne sort pas, je le dis moi-même et le patient me répond régulièrement : *« Je n'osais pas le dire, docteur »*, ce à quoi, je rétorque : *Oui, mais vous l'avez pensé si fort que je l'ai entendu.* Il suffit d'un peu d'humour et les choses se relâchent tellement bien que le patient a envie de raconter sa vie et surtout : *« Vous savez, docteur, je ne vous avais pas dit… ».* À ce moment, il est temps de regarder discrètement sa montre et de trouver les paroles qui l'orienteront vers un avenir plus positif.

L'hypnose ne permet en rien d'éviter la rigueur et la précision dans le geste acupunctural ; par contre l'auriculothérapie permet d'échapper à une hypnose très technique. Il n'est pas nécessaire de s'encombrer d'une transe hypnotique au sens classique du terme.

Les milliers d'heures passées en congrès, en formations, en séminaires et l'expérience de consultations très variées ont certainement permis l'éclosion progressive d'une dynamique relationnelle intense, quasi d'un cœur à cœur avec les patients. Pour cela il importe avant tout de comprendre qu'on accueille un être humain et fût-il roi ou président de la République, c'est d'abord un homme ou une femme qu'on accueille dans le cabinet, sans aucun jugement de quelque nature que ce soit. Cet homme, cette femme ou cet enfant, ce n'est pas un client avec ou sans grade social ou professionnel, ce n'est même pas un malade, non, c'est un être humain et c'est tout, c'est même Tout, un Tout qui renferme une histoire digne d'être écrite et lue car elle cache toujours l'Espérance.

Dans cette approche, l'auriculothérapie permet cette rencontre admirable et passionnante où le médecin peut vraiment aider une personne à se réconcilier avec son corps, avec la vie et avec elle-même. Par le toucher, la puncture et la parole, il peut s'installer une alliance thérapeutique hautement bénéfique. La communication est ici verbale et non verbale. Cette dernière, ô combien importante en hypnose éricksonienne, se trouve considérablement majorée par la pose des ASP.

L'auriculo-hypnose a donc tout son sens et pourra trouver toute sa place dans les années à venir tant ces deux arts sont complémentaires.

Rappel et dernières recommandations

Quoi que les firmes de matériel d'auriculothérapie veuillent faire croire, et quels que soient les arguments de certains enseignants qui ont un besoin maladif de charger leurs cours de matières excessives, voici ce que j'affirme en me basant sur quinze années de pratique :

- En terme d'efficacité, rien ne remplacera l'ASP (Société Sedatelec-Acushop) qui reste « **la perle de l'auriculothérapie** » !

Mais en ce qui concerne le traitement du stress, des blessures affectives et des chocs émotionnels, la pose de fils de suture sous anesthésie locale peut rivaliser avec la puissance d'action des ASP. Bien conduite, elle est même supérieure. Cette technique demande plus de préparation et exige toute la rigueur de la stérilité en matière de soins chirurgicaux. Ce procédé a également sa place en matière de traitement des addictions, vu la nette amélioration qu'elle apporte sur le plan psychologique.

- La cryothérapie (appelée aussi cryopuncture) trouve son utilité chez les patients refusant ou suppor-tant difficilement les ASP, ainsi que pour la stimulation de zones délicates telles que la face interne du tragus, trop proche du conduit auditif externe. Tout praticien doit donc être équipé des appareils adéquats (Société Matauris).

- Dans le même sens, la stimulation par courant électrique, par laser IR ou par chromathérapie trouvera son champ d'action sur les enfants ou chez les patients présentant une phobie des aiguilles. Ces techniques permettent aussi de stimuler des points supplémentaires et d'éviter ainsi un excès d'ASP. Il est certain que la couleur est loin d'avoir livré tous ses secrets, du point de vue thérapeutique.

- La stimulation électrique d'aiguilles d'acupuncture implantées dans le pavillon auriculaire devrait faire partie de l'arsenal thérapeutique de tout bon acupuncteur… Quand on pense que la pose de 4 aiguilles implantées dans le pavillon auriculaire, couplées en électrostimulation avec 4 aiguilles implantées au niveau du cou, peut suffire à soulager rapidement de fortes tensions musculaires cervicales, il serait triste de se priver d'un appareil type stimulateur AS Super 4 digital (Société Marco Polo).

- La libération émotionnelle fréquemment induite par l'auriculothérapie ne doit pas inquiéter le thérapeute qui se doit de rassurer et accompagner son patient lorsque cela se produit (pleurs, gémissements ou cris).

- Les médecins praticiens ne doivent avoir aucun complexe face à la communauté scientifique médicale qui ne connaît pas assez les bienfaits de l'auriculothérapie. Ce puissant levier thérapeutique agit remarquablement sur le cerveau limbique dont les « vrais » médecins ignorent ou méprisent gravement l'existence !

- Il est temps que les patients osent défendre leur point de vue, exigent de la clarté et ne se laissent pas déposséder de leur santé une fois qu'ils mettent le pied dans un cabinet de consultation. Dans ce sens, il est également temps pour bon nombre de médecins formatés à l'extrême, c'est-à-dire dépossédés de leur intuitivité et de leur créativité, de comprendre que les patients font bien d'autres « choses » pour leur santé dès qu'ils se retrouvent au grand air...

« Que ton alimentation soit ton premier médicament »

« La force qui est en chacun de nous est notre plus grand médecin »

Hippocrate, père de la médecine, 460-370 avant Jésus Christ

Ainsi, la prescription d'oligo-éléments, de minéraux, de vitamines (naturelles et pas de synthèse), de probiotiques, d'Omégas 3, d'antioxydants, la détoxication hépatique, etc., devraient faire partie de l'arsenal thérapeutique de tout médecin qui veut pratiquer une médecine de la santé et pas seulement une médecine de la maladie ou de l'anti-symptôme...

Quant à la force qui est en chacun de nous, cela signifie également qu'un bon médecin doit aussi être capable de coacher et manager son patient. En d'autres termes, c'est aussi cesser de se contenter d'être un prescripteur de boîtes, un piqueur d'aiguilles ou un technicien du bistouri ou de l'imagerie médicale, aussi doué soit-il !

Alors voici mon plan thérapeutique préféré pour libérer mon patient et l'aider à retrouver cette certitude qu'il est une merveille aux Yeux de Dieu, comme l'exprime si bien un psaume du roi David (psaume 139,14).

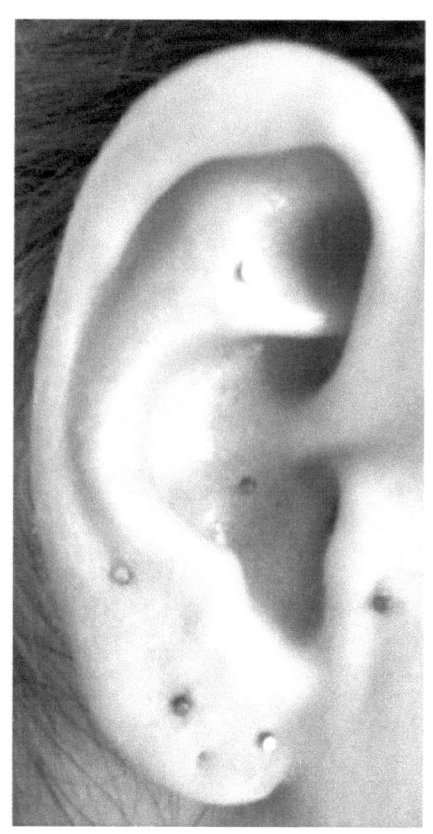 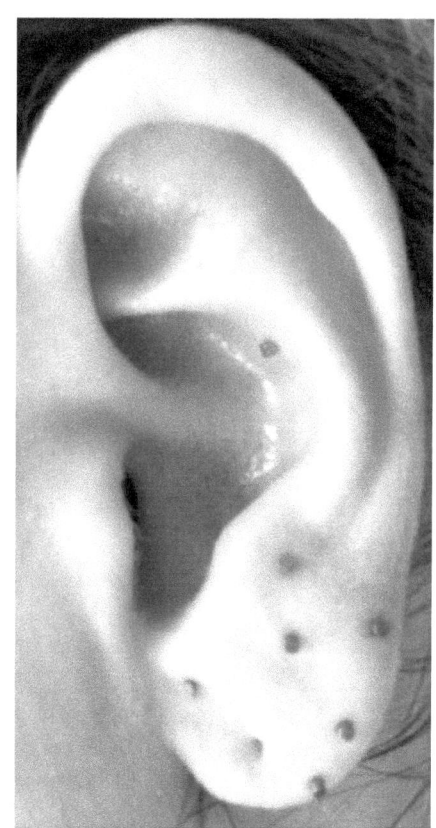

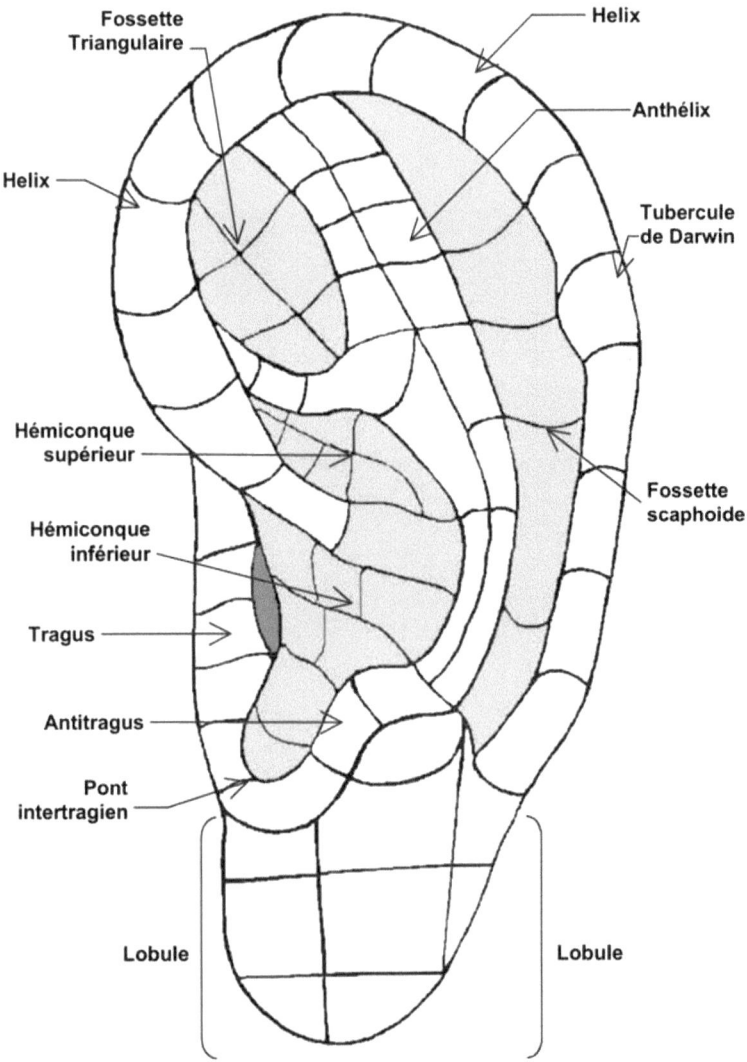

Anatomie de l'oreille gauche face externe

De l'aiguille au cœur de mes patients

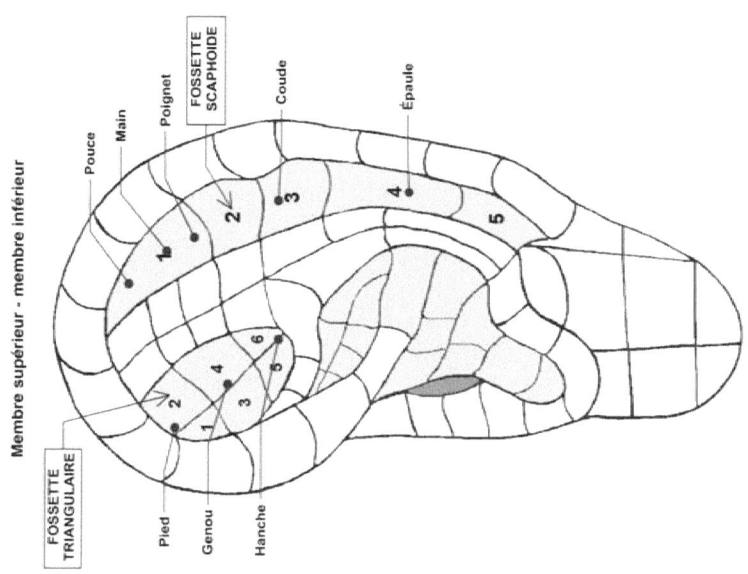

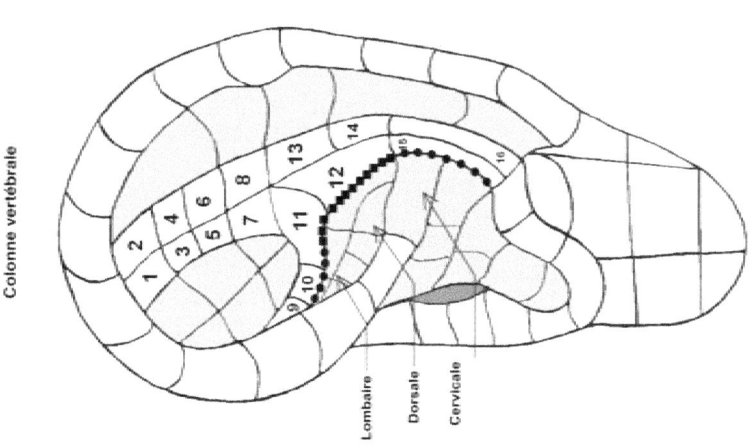

163

Système nerveux central

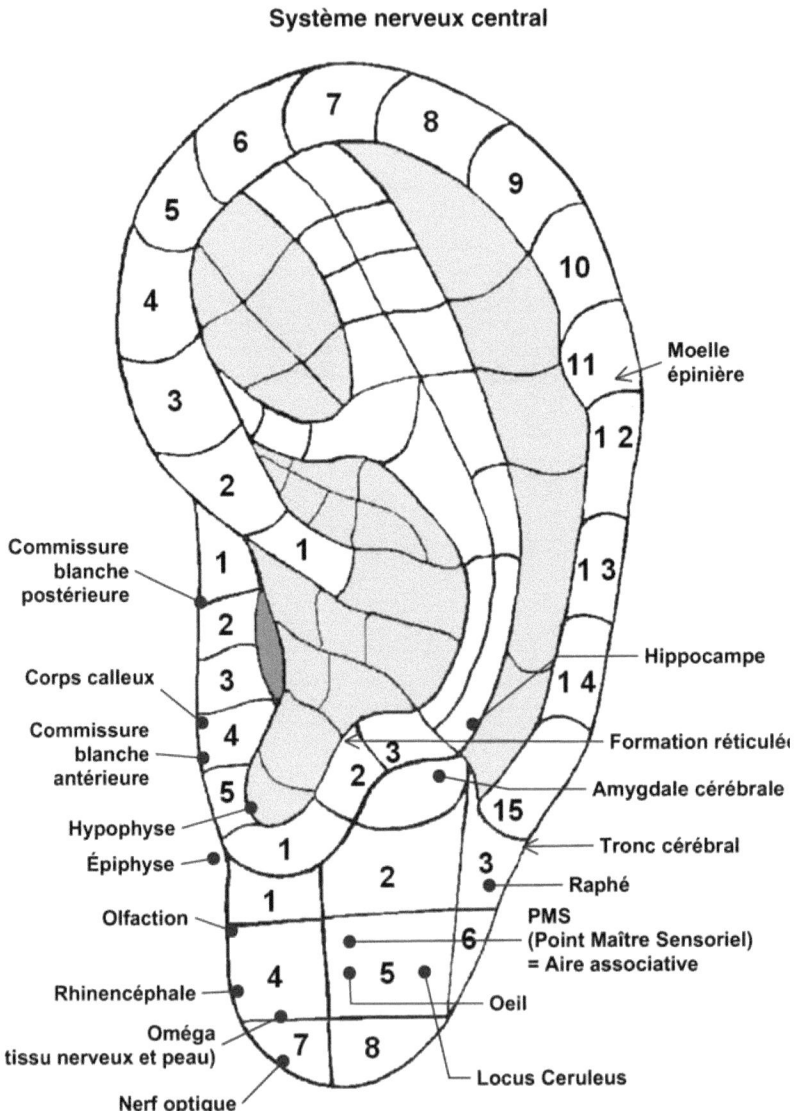

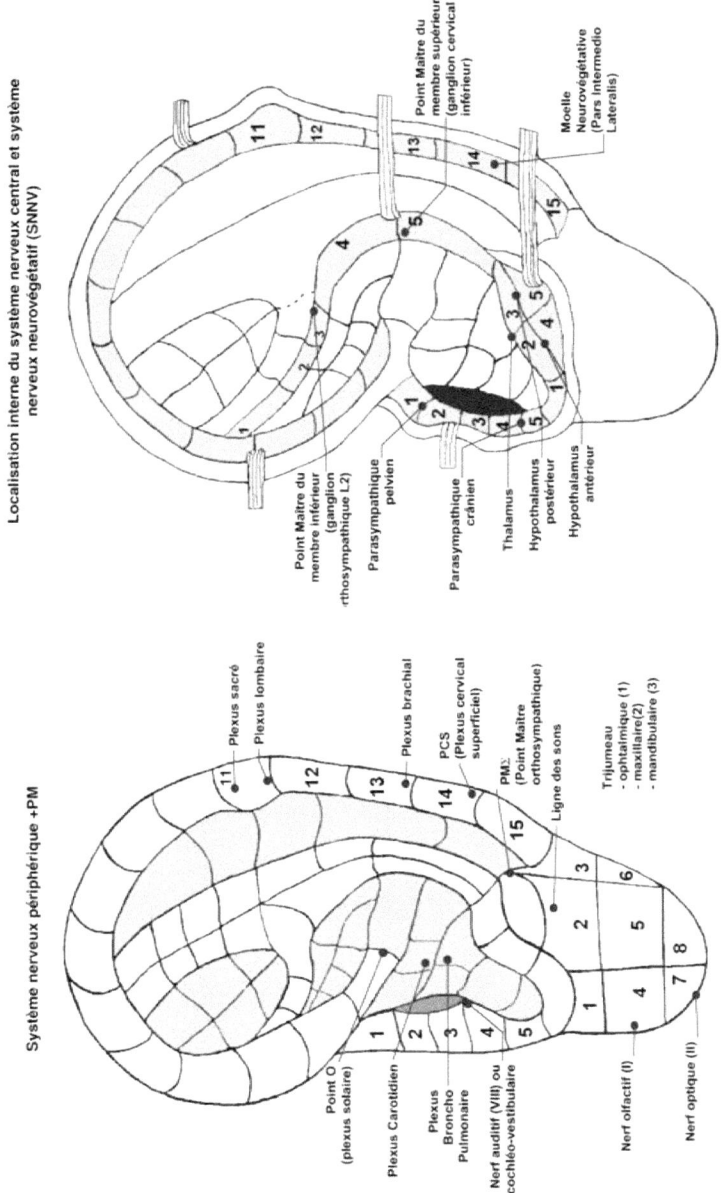

Points psychiques et divers

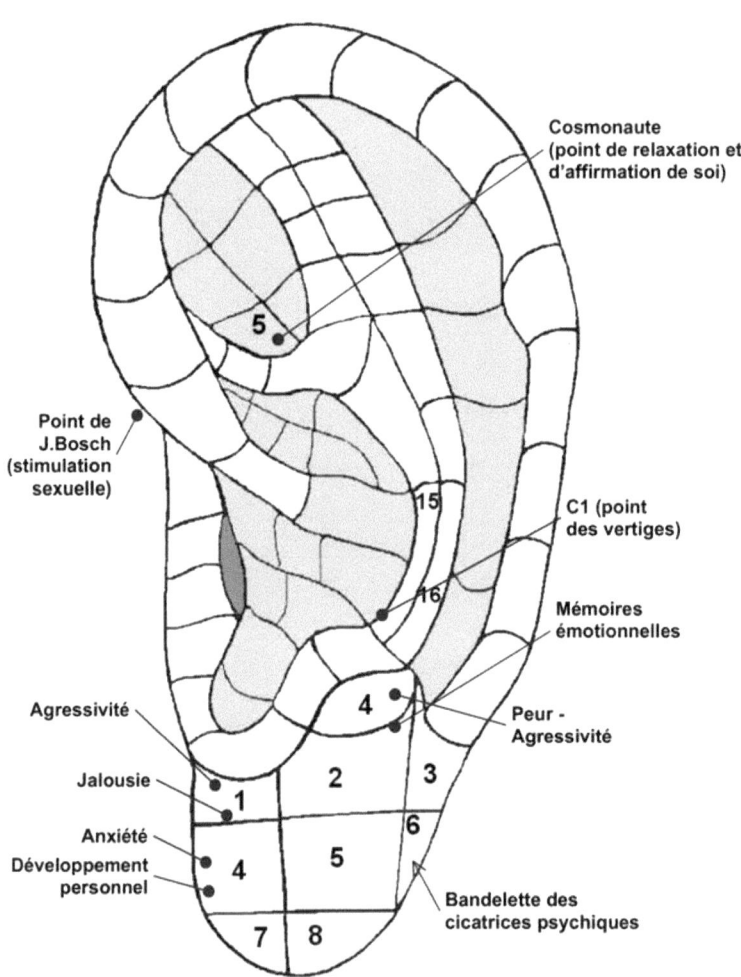

Cosmonaute
(point de relaxation et
d'affirmation de soi)

Point de
J.Bosch
(stimulation
sexuelle)

C1 (point
des vertiges)

Mémoires
émotionnelles

Agressivité

Peur -
Agressivité

Jalousie

Anxiété

Développement
personnel

Bandelette des
cicatrices psychiques

Organes thorco abdomino pelviens

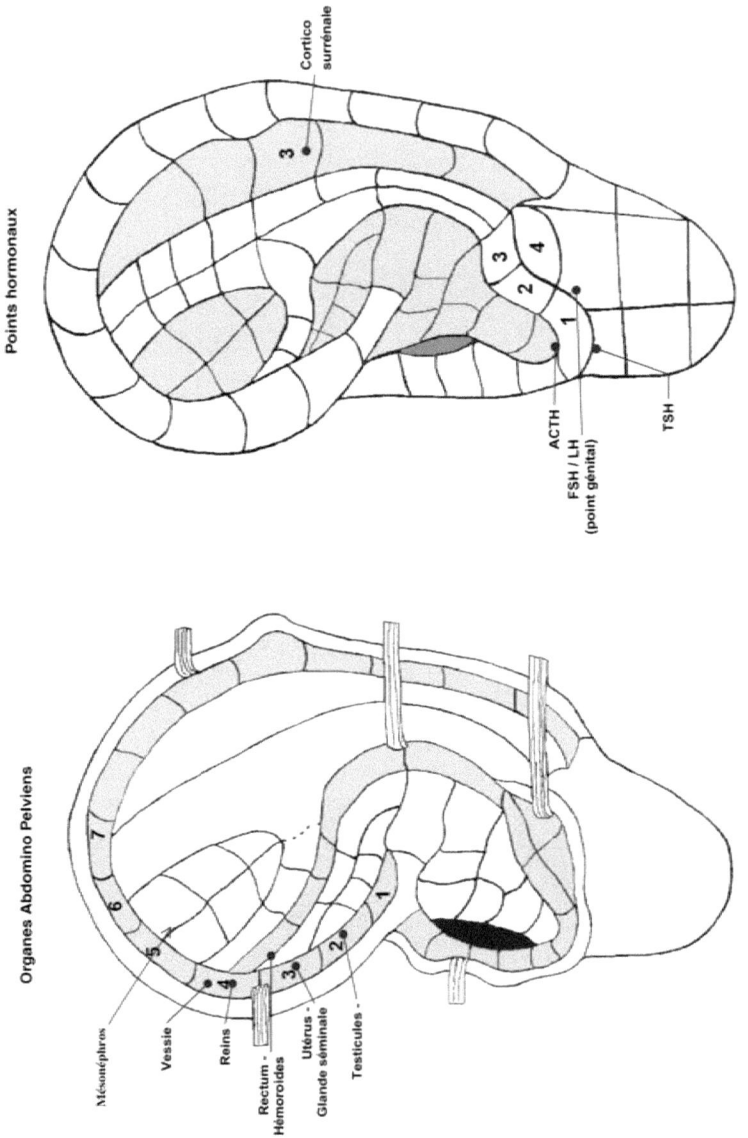

De l'aiguille au cœur de mes patients

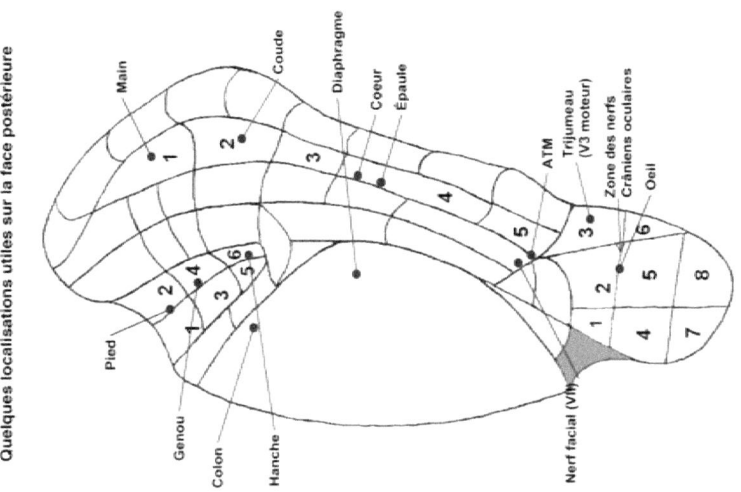

Quelques localisations utiles sur la face postérieure

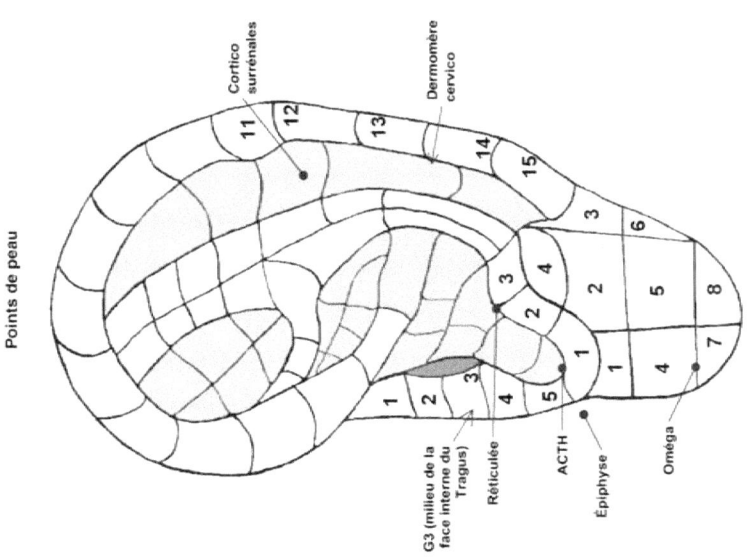

Points de peau

169

Coupe schématique du pavillon auriculaire
au niveau de la colonne dorsale

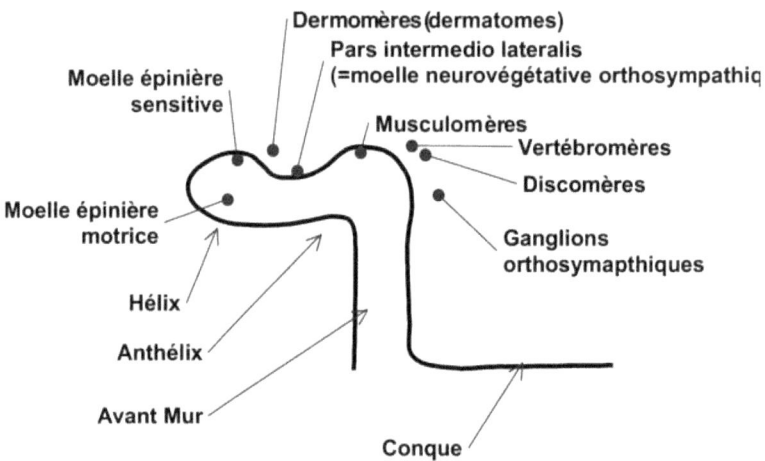

Ce schéma théorique reste néanmoins très utile pour le raisonr
neurophysiologique, tout particulièrement pour les douleurs vertébra
paravertébrales.

Exemples :
- raideurs musculaires de la nuque
- douleur sciatique ou crurale

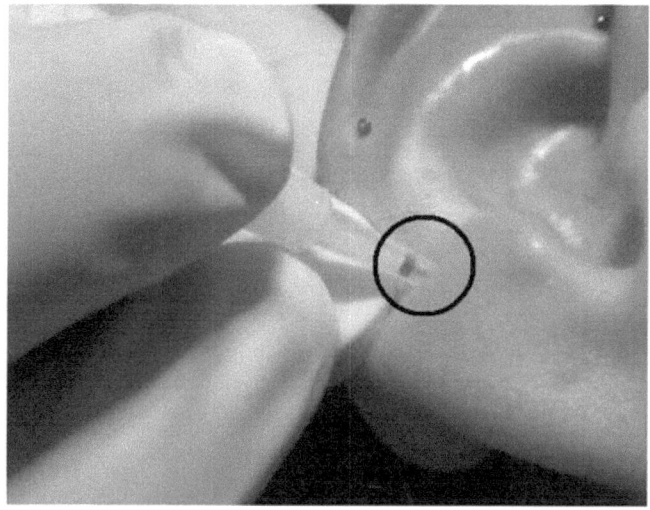

Pose d'une aiguille semi-permanente (ASP) nécessitant une petite impulsion très précise du poignet, de pression variable selon la texture du tissu sous-jacent. L'aiguille est stérile et à usage unique.

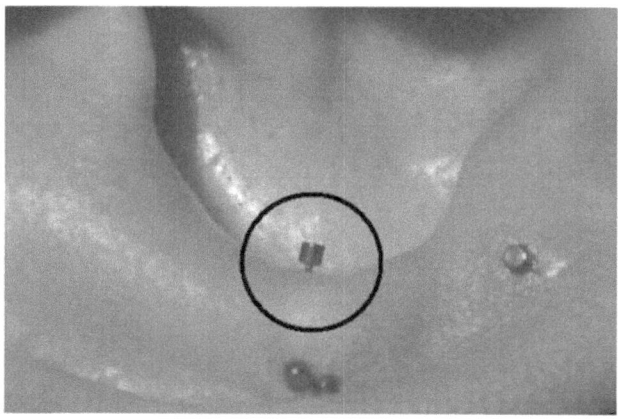

Exemple d'une ASP insuffisamment enfoncée.

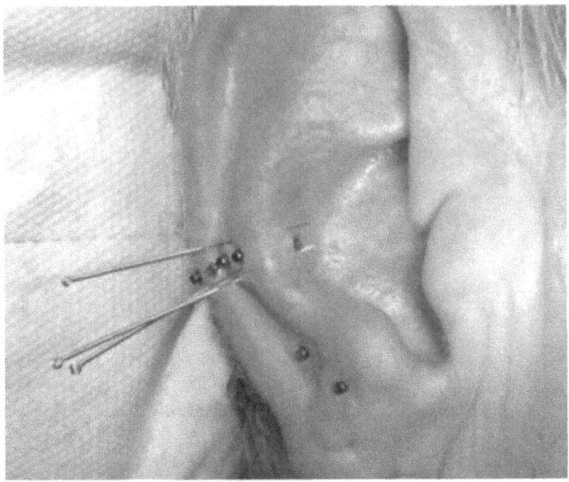

Traitement d'une cervicalgie sévère entraînant une raideur de nuque importante. Les ASP tombent spontanément les jours suivants et des aiguilles d'acupuncture traditionnelle chinoises 13/18, très fines et quasi indolores, seront retirées après trois quarts d'heure.

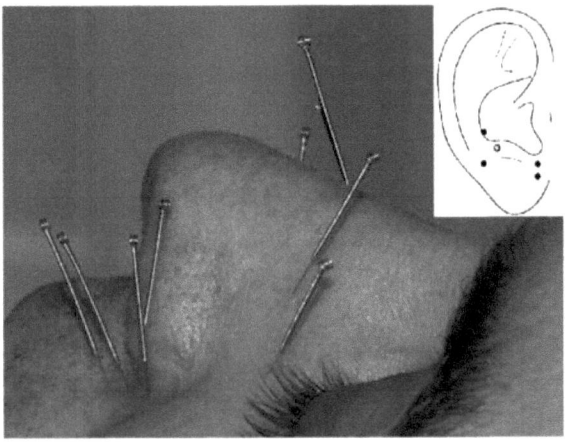

Exemple d'association de l'acupuncture chinoise et de l'acupuncture française (auriculothérapie). Patient souffrant d'obstruction nasale sévère et chronique. Dans plus de 80 % des cas, l'effet se fait déjà sentir après 2 minutes.

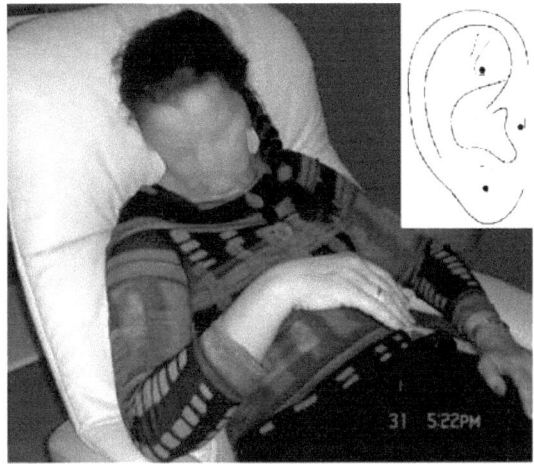

Patiente souffrant de polyarthrite chronique évolutive sous hypnose avec test de catalepsie de la main droite conjointement à une séance d'auriculothérapie.

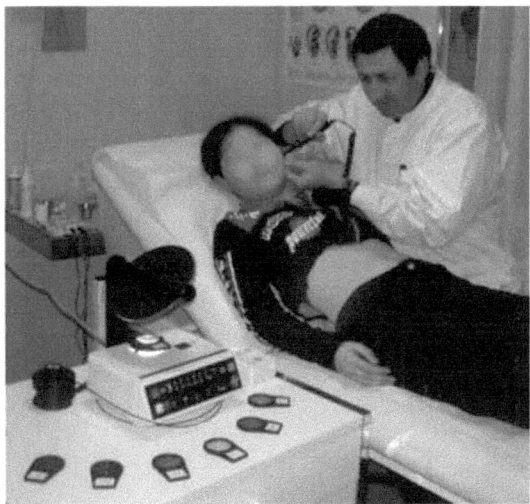

Stimulation de points auriculaires par laser infrarouge (Nextlaser de Sedatelec) conjointement à l'utilisation de la chromathérapie. Les fréquences choisies sont celles qui ont été établies par le Dr Paul Nogier.

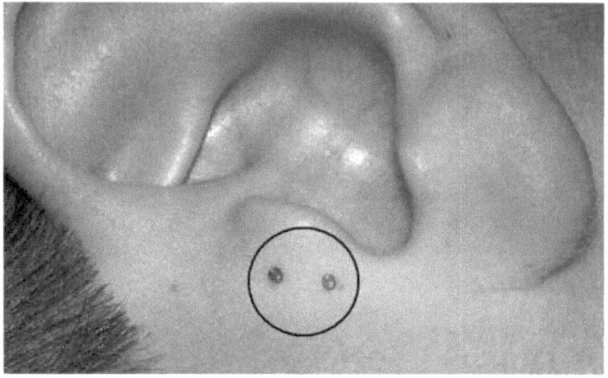

Garçon de 10 ans présentant une fissure médiane de la lèvre supérieure depuis 2 ans. Ce patient est véritablement « coupé » en deux par le divorce de ses parents, le père et la mère se disputant la garde de l'enfant. Les deux aiguilles sont posées ici dans la zone auriculaire correspondant au corps calleux dans le cerveau. Cette structure nerveuse relie les deux hémisphères cérébraux par plus de 290.000.000 de fibres nerveuses. Un mois après cette unique séance, la fissure avait disparu et le garçon retrouva une joie de vivre évidente.

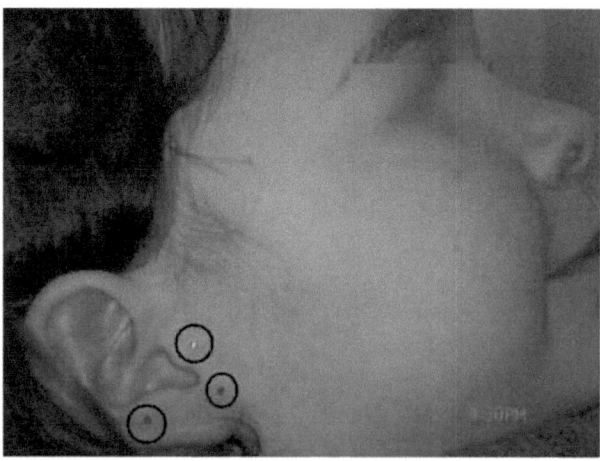

Application pédiatrique : fille de 7 ans souffrant d'anxiété. Pose de 3 ASP avec nette amélioration dès la semaine suivante.

De l'aiguille au cœur de mes patients

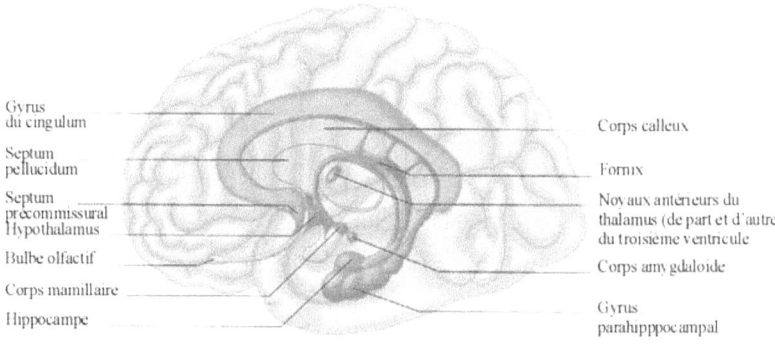

Gyrus du cingulum
Septum pellucidum
Septum précommissural
Hypothalamus
Bulbe olfactif
Corps mamillaire
Hippocampe

Corps calleux
Fornix
Noyaux antérieurs du thalamus (de part et d'autre du troisième ventricule)
Corps amygdaloïde
Gyrus parahippocampal

⋆ En zone plus foncée, l'extraordinaire système nerveux limbique

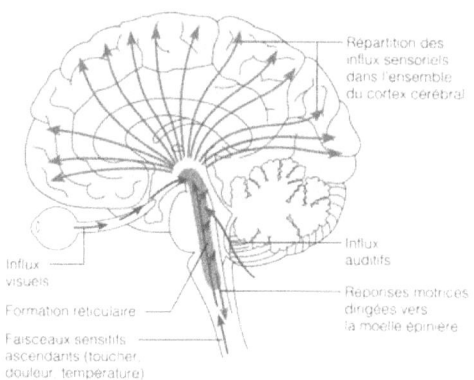

Répartition des influx sensoriels dans l'ensemble du cortex cérébral
Influx auditifs
Réponses motrices dirigées vers la moelle épinière
Influx visuels
Formation réticulaire
Faisceaux sensitifs ascendants (toucher, douleur, température)

⋆ La formation réticulée qui filtre tous les influx nerveux circulant entre la tête et le corps par des voies ascendantes et descendantes. Le pavillon de l'oreille est directement connecté à différents noyaux nerveux logés dans cette structure, ce qui explique la puissance de l'acupuncture auriculaire.

' *Anatomie et physiologie humaine*, Elaine N.Marieb, éditions DeBoeck Universit͏ traduction de la 4ᵉᵐᵉ édition américaine p. 429, 1999 ISBN 2-7613-1053-5

Deuxième partie

La limbologie

Cas cliniques

La très sympathique madame M., âgée de soixante ans, a horreur des crapauds qui lui lancent du venin à la figure. La preuve lui en est apportée par les terribles boutons de fièvre qui lui surviennent sur les lèvres dès le lendemain de chaque vision de ces affreuses bêtes. Elle hurle d'ailleurs à chaque rencontre avec cet empoisonneur qui lui crache à la figure ce poison invisible. Infecte bête !

– Sais-tu que c'est toi qui te craches du venin sur les lèvres ? lui fis-je remarquer.

– Comment cela, docteur ?

– C'est ton cerveau qui fabrique cela via la synthèse de différentes substances qui réveillent ton virus de l'herpès, lui expliquerai-je simplement tout en ajoutant que ce n'était vraiment pas très sympa de mépriser ainsi une créature bien utile de son Bon Dieu qu'elle adore tant.

Elle éclata de rire longuement.

Même après sept années de profonde complicité, une patiente peut encore livrer bien des éléments et des secrets peut-être précieux dans la compréhension du cancer qu'elle supporte depuis une quinzaine d'années et pour lequel elle est déjà morte il y a trois ans selon le pronostic de médecins passés maîtres pour saper le moral et briser l'espérance de leurs patients. Grâce à son Dieu et à ses pèlerinages à Notre-Dame-de-Lourdes, avec les deux mètres d'intestins qui lui restent depuis que son chirurgien a dû constater « boyaux » en main, qu'il ne pouvait désormais plus rien, elle rigole de son pronostic et cueille toujours la vie avec un enthousiasme qui force l'admiration de tout son entourage. Dans le bureau du grand professeur qui la suit, elle entre en disant: « *Comment allez-vous, docteur ?* »…

Malgré de multiples expériences professionnelles et personnelles, il faut avoir vécu en direct une dispute entre deux personnes respectables qui s'affrontent verbalement avec toute la force cérébrale pour se dire avec violence les quatre vérités en pleine face au point que l'une d'entre elles se retrouve en réanimation cardiaque pour tachycardie ventriculaire. Ce jour-là, on comprend la puissance du système nerveux limbique.

Monsieur A. était atteint d'un cancer du larynx. Vu l'amitié et la complicité qui existait entre cet ancien ambassadeur et moi-même, le chef de service me chargea de lui annoncer délicatement cette pathologie lourde de conséquences. Monsieur M. avait exigé que nous lui disions toute la vérité car il avait des choses à régler. Conformément à sa volonté, cela fut respecté avec beaucoup de tact et un soutien psychologique important. Le lendemain, il mourut d'un ulcère de stress avec perforation hémorragique cataclysmique de la paroi gastrique.

Madame D. rentra prématurément de son travail. Elle trouva son mari au lit avec une maîtresse. Le lendemain elle fit un grave infarctus myocardique. Elle ne présentait aucun facteur de risques cardiovasculaires!

Monsieur L., âgé d'une trentaine d'années, fit une fausse manœuvre avec sa tronçonneuse et celle-ci toucha son pantalon au niveau du genou. Il ne ressentit rien de particulier, mais son copain s'écria à la vue du sang qui transperçait déjà le vêtement. L. s'effraya terriblement. Marchant sans difficulté, ils allèrent à leur voiture et se rendirent à l'hôpital. Il n'y avait pas la moindre gravité et la plaie restée superficielle ne nécessita qu'une banale suture. Cependant, notre brave monsieur développa une sévère algodystrophie de son genou. Aucune explication médicale ne lui fut donnée quant à l'origine…

Alors cette bombe limbique, bombe à déclenchement immédiat ou retardé, n'est-elle que l'affaire des psys? Ces cinq cas parmi tant d'autres montrent clairement que la considération limbique est une obligation scientifique pour chaque médecin. Il nous faut avoir de l'audace pour entrer dans cette dynamique relationnelle, de l'assurance et de l'expérience pour aborder, toucher, remuer cette face dissimulée de la physiologie. C'est tellement plus aisé de prendre un tensiomètre, une seringue, un électrocardiographe, la sonde d'un échographe ou d'un doppler pour dissimuler derrière des gestes savants son incompétence à entrer réellement dans une relation de cœur à cœur avec une personne en souffrance.

Ainsi, c'est tellement plus facile d'entrer dans la chambre d'une dame de soixante-dix ans, hospitalisée dix jours auparavant pour embolie pulmonaire sévère, et d'y rester trois minutes pour lui confirmer seulement la prise de sang en vue de contrôler son INR, tellement plus facile que de comprendre la situation affective de cette dame honorable qui a perdu brutalement son fils une décennie auparavant et qui vient de replonger dans la souffrance maternelle, car sa fille vient d'être cruellement abandonnée par son mari, la laissant avec ses trois enfants. « Docteur X, cardiologue, hôpital Z », lit-on sur la blouse blanche de l'éminent spécialiste qui consulte attentivement le dossier…

Eh bien, je crois que bien des mères connaissent un langage du cœur dont certains médecins devraient s'inspirer pour remédier à leur carence limbique. Leur efficacité de thérapeutes n'en sera qu'augmentée pour la plus grande joie de chacun.

Des blessures affectives à la limbologie

Ce chapitre ne concerne que moi-même. À l'heure qu'il est, mon père dont il est abondamment question, n'est plus de ce monde. C'est comme s'il n'y avait plus de barrière pour nous séparer. Ce n'était pas le cas lorsque j'ai écrit ce chapitre. Aujourd'hui, il sait, il voit, il lit directement dans mon cœur, sans les obstacles de nos limites humaines, de nos apparences, de nos raisonnements, de nos exigences, de nos souffrances incomprises. Il y découvre toute l'affection qui s'y trouve pour lui et qui s'y est toujours trouvée. Aujourd'hui, nous vivons une relation invisible où l'affection réciproque peut se moquer de cette logique intellectuelle où tant d'esprits enfermés se traînent : la logique de la preuve, la preuve de leurs limites, limites qui les frustrent au point de tomber dans une vanité qui leur fait perdre la connaissance innée et intuitive de réalités de la Vie imperceptibles techniquement.

J'aurais pu enlever ces passages émotionnels, car ne dit-on pas que le linge sale se lave en famille ? Mais là aussi, j'ai voulu témoigner à ceux dont le cerveau est parasité par des conflits familiaux ou autres, infiltré par ce que j'appelle les virus limbotoxiques, que le pardon réel issu d'un cœur converti à l'Amour tel que ce Messie appelé Jésus l'a apporté au monde est une arme thérapeutique puissante, gratuite et génératrice d'unité.

C'était un vendredi, juste après l'école, âgé de quinze ans, je pris le train et quittai la Belgique en direction de la France. Avide d'authenticité et en quête d'affection paternelle, en pleine crise d'adolescence, je n'avais que deux points de repère pour échapper aux engueulades quotidiennes et à la dureté de mon père : le philosophe et écrivain Gustave Thibon à Saint-Marcel-d'Ardèche et un prêtre que j'avais vu à Saint-Véran dans les Alpes à l'âge de onze ans. Ce dernier, à l'issue d'une messe, avait serré très chaleureusement un enfant dans ses bras. À la vue de cette scène pleine de tendresse, j'avais à peine pu retenir mes larmes tant j'aurais moi aussi voulu goûter à cette chaleur humaine.

En 1975, on ne circulait pas avec la même facilité qu'aujourd'hui et c'est plus ou moins dissimulé dans des trains de nuit que je me rendis chez Thibon. Je ne le connaissais pratiquement pas. Un an avant, je l'avais entendu donner une conférence à Liège après laquelle j'avais eu l'occasion de le raccompagner à pied chez une tante où il logeait. Thibon, âgé de plus de soixante-dix ans, m'avait pris chaleureusement par la main et, chemin faisant, je percevais la bonté et la spontanéité de cet homme. Alors, allant de gare en gare, je m'arrêtai à Pierrelatte, à dix kilomètres de Saint-Marcel-d'Ardèche, village du brave philosophe qui, hélas, n'était pas chez lui. Il était une fois de plus en tournée à l'étranger pour des conférences. Ce ne fut que partie remise et voici les extraits d'une lettre que Thibon m'adressa à l'issue d'un séjour passé chez lui l'année suivante :

30.08.76
Mon cher Pio,
Je suis heureux de te lire. Ton passage ici me laisse un souvenir lumineux et bienfaisant. Tu me dis ta reconnaissance, je voudrais aussi te dire la mienne car j'ai senti en toi une pureté d'affection qui réchauffe l'âme…

Que puis-je faire d'autre que t'aimer et prier pour toi ! Je sais que dans le temps à venir qui s'ouvre à toi, tu seras un témoin de l'éternité. Cela ne va pas sans souffrances et sans tentations. Mais c'est à travers ces épreuves et ces embûches qu'on fait son salut. Nous espérons tous que tu reviendras chez nous…

… je t'embrasse du plus profond de moi-même, cher enfant de mon âme.

Ainsi je pus trouver un refuge affectif considérable auprès de la famille Thibon qui m'accueillit alors chaque été pendant plusieurs années. C'est là, en Ardèche, que je retrouvais cette sensation réconciliatrice d'exister au moins pour quelqu'un, d'être considéré et apprécié tel qu'on est sans jugement péjoratif.

Thibon, lu et profondément estimé par les uns, très critiqué par d'autres pour un certain nombre de positions politiques et philosophiques qui lui valurent d'être indésirable dans le Petit Larousse tout en étant par ailleurs inscrit dans le Petit Robert…, eh bien pour moi, c'était d'abord un regard de lumière qui m'illuminait. Ces considérations intellectuelles m'intéressaient peu, moi qui sortais de ma campagne et, bien que révolté contre le milieu conventionnel dont je provenais, la joie de me sentir aimé dépassait de loin les options politiques de Thibon. Combien de fois, lors de conférences en Belgique, en pleine discussion avec diverses personnalités, et non des moindres, l'illustre philosophe, m'apercevant, quittait subitement ceux-ci pour venir me serrer dans ses bras.

Seuls les imbéciles jugent uniquement sur les apparences et sur les idées plutôt que sur le fond. Thibon attachait bien plus d'importance à l'authenticité intellectuelle des gens qu'à leurs paroles, fussent-elles en concordance ou non avec ses opinions.

C'est de toute évidence grâce à cet accueil direct, profond et particulièrement chaleureux de Thibon que, de justesse, je ne tombai pas sur le chemin de la délinquance chaotique et révoltée. Plus tard, nos chemins se sont séparés, mais il est toujours resté une profonde tendresse réciproque. Ma reconnaissance pour Thibon et sa famille fut considérable ; la France était devenue à jamais pour moi une terre d'accueil : comme une mère porte ses enfants, la France portait désormais mes rêves d'enfance et les fantaisies de mon adolescence.

À vingt-deux ans, je fus frappé d'une hépatite virale particulièrement violente. J'avais été contaminé au chevet d'un malade à l'hôpital. Dans les biologies sanguines, les tests hépatiques étaient successivement gravement perturbés, mais je refusai l'hospitalisation et la biopsie. De toute façon, cela ne changerait rien. Le problème était qu'il fallait un repos de longue durée. Or, si je ne travaillais pas pour subvenir à mes besoins, je ne mangeais pas.

J'avais passé les premières années de médecine chez une tante, rue de Joie à Liège. Malgré la facilité et un confort matériel évident, j'en avais assez des mentalités fermées sur le monde et méfiantes à l'égard des réalités extérieures. L'impression d'être jugé sans arrêt et les regards suspicieux sur mes allées et venues m'avaient saturé. J'eus alors l'audace de prendre une chambre d'étudiant contre l'avis de mon père.

Travaillant au laboratoire de transfusion sanguine de Liège, comme assistant au service de la compatibilité entre les sangs donneurs et receveurs, je gagnais un minimum d'argent pour conserver une certaine indépendance. Je venais donc de prendre le large depuis à peine un an lorsque je fus frappé par cette hépatite A. Mon chef de service m'ordonna un an de repos. C'était la catastrophe et il alla trouver la direction pour que ma maladie puisse être reconnue comme maladie professionnelle, mais tout cela allait prendre beaucoup trop de temps.

Amaigri, pesant cinquante-cinq kilogrammes pour un mètre quatre-vingt-cinq, le teint orange, j'allai trouver mon père pour lui demander de l'aide. Catholique du premier rang à ses heures, du dernier rang à d'autres, chef d'une entreprise pour le décapage des aciers, notamment français et belges, celui-ci refusa sèchement et me provoqua en m'incitant à le citer en justice pour ce désaccord. Je lui exprimai le ridicule de citer mon père au tribunal. Arbitrairement, ce dernier accepta une aide de soixante-cinq euros par mois.

– Mais papa, je ne peux pas vivre avec ça, répondis-je calmement, sans force, en ajoutant que normalement, il était légalement obligé de donner au minimum cent cinquante euros par mois.

À cette réplique, mon père bondit de sa chaise, fonça sur moi et, de ses cent kilogrammes, les poings fermés, le visage rouge de colère, il me dit en face :

– Sors, ou je te casse la gueule.

Épuisé, appuyé contre un meuble de la cuisine, je n'eus pas la moindre colère et je lui rétorquai calmement les bras le long du corps, les yeux dans les yeux :

– Vas-y, frappe ton fils.

Ceinture bleue d'aïkido, sport que je pratiquais intensément, je n'avais physiquement plus peur de mon père. Mais là, c'était l'absence de force et la sensation d'abandon total qui me faisait répondre ainsi, las et fatigué. Toute dualité était vaine, stupide, sans lendemain. Le sommet de la bêtise et du mépris me paralysait. Une relative paix intérieure me permit de faire face. Redoublant de colère, mon père reprit avec plus de haine :

– Sors ou je te casse la gueule.

Je le sentis déstabilisé par mon calme inhabituel et, avec une pointe d'ironie affichée, je renouvelai :

– Vas-y, frappe ton fils.

À ces mots, mon père m'empoigna et me jeta dehors en me disant :

– Pars ou je t'étrangle…

À cette époque rebelle, je sortais avec B., une fille de la bonne société belge, ex-prostituée de luxe, âgée de quatre ans de plus que moi. Elle me recueillit dans son petit studio, à la campagne. J'ignorais tout de son passé, sauf qu'elle était de tendance bouddhiste et avait fait partie de mouvements d'extrême gauche quasi révolutionnaires. Elle n'avait d'ailleurs pas hésité à refuser l'entrée d'un centre privé où elle travaillait comme hôtesse d'accueil à la princesse Paola (future reine des Belges) sous prétexte qu'elle n'avait pas sa carte de membre… B. fut d'un dévouement extraordinaire, aux petits soins pendant les mois de ma maladie. La cuisine plutôt végétarienne était équilibrée, raffinée et vraiment « hépatoprotectrice », pourrait-on dire. Des tisanes, des traitements homéopathiques, des massages orientaux, des massages d'acupression par mon professeur d'aïkido, venaient lentement me relever de ma maladie. Pendant un an, je ne pris aucune goutte d'alcool, et malgré tout, les tests hépatiques restaient fort médiocres.

Invité en Ardèche dans la famille de Thibon, chez qui j'étais donc accueilli régulièrement depuis ma fugue, je refusai le vin lors du premier déjeuner. Le fils, vigneron, producteur d'un excellent Côtes-du-rhône, sourit avec une pointe d'étonnement et son épouse, médecin, éclata de rire devant mon refus, d'autant plus qu'à la même table, un an auparavant, elle m'avait vu boire à volonté l'excellent vin de son mari. Je me sentais si bien, libre et rajeuni, que j'acceptai un premier verre. Le soir, ce fut deux, puis le vin remplaça avantageusement l'eau. En moins d'une journée, j'avais repris mes habitudes d'étudiant plutôt sorteur. L'huile d'olive, l'agneau, les fromages, l'équivalent d'une bonne bouteille de rouge par jour, tout était au rendez-vous de la bonne table.

Après dix jours, de retour en Belgique, pas très fier de mes excès, je fis faire un contrôle sanguin pour mon foie. À ma plus grande surprise, les analyses n'avaient jamais été aussi bonnes, tout à fait normales, ce qui n'était plus arrivé depuis des années. Même les prises de sang qui dataient d'avant mon hépatite ne montraient pas de si bons résultats !

Je découvris là la puissance salutaire de l'amitié, de la fraternité, de ce que sont tout simplement la gaieté et la chaleur humaine. Ce fut une découverte pour moi en tant qu'étudiant en médecine de vivre avec mon corps l'impact de l'affectif. Depuis, je ne me suis plus vraiment stressé par des régimes.

Bien que cartésien, j'étais intéressé par la politique, la philosophie et la métaphysique. La recherche de valeurs telles que la fraternité interpellait continuellement mon esprit. L'Amour avec un grand A devait être

la clé de la liberté, de la création, de la Vie. L'intellectualisme médical ou autre me laissait insatisfait dans
mon approche du malade et de la maladie. Je pressentais la place considérable de l'affectif dans le fonctionnement de l'organisme humain.

N'avais-je pas vu par exemple une patiente hospitalisée pour exploration de deux à trois crises d'épilepsie
par jour n'en faire aucune, suite à un massage crânien
par mes soins ? Stagiaire en neurologie au CHR de la
Citadelle à Liège, j'étais allé faire toute l'anamnèse et
l'examen clinique de cette dame qui fit devant moi une
crise type « grand mal ». Peu impressionné, la crise à
peine passée, je me mis à lui masser le cuir chevelu. La
patiente revint à elle petit à petit et me regarda sans rien
dire. D'un ton calme et rassurant, je lui dis : *Ce n'est rien,
c'est passé, tout va bien.* Continuant mon massage, je vis les
larmes couler le long des joues de cette inconnue, alors
je plongeai mon regard dans le sien et j'entamai une
longue conversation avec elle, ce qui fit naître une vive
complicité entre nous. La patiente, à laquelle je rendais
visite tous les jours, ne fit aucune crise pendant les
quinze jours d'hospitalisation sans le moindre changement thérapeutique.

Au-delà des démarches médicales strictes, j'essayais
toujours d'entrer en contact avec la personne qui se
cachait derrière le malade. C'est avec un instinct déter-
miné que je cherchais une autre facette du malade.
Dans les années 80, la connaissance du cerveau limbique était faible et les techniques d'imagerie cérébrale
fonctionnelle étaient encore trop à l'étude pour le
mettre efficacement en évidence. On commençait seulement à parler de PET scanner. Promu jeune médecin,
alors que j'accompagnais en voiture un ami, professeur

de chirurgie à l'hôpital Saint-Luc de Bruxelles, je lui fis cette confidence, à savoir mon regret de ne pas avoir étudié plus. Il ralentit brusquement de cent quatre-vingts à cent trente kilomètres/heure pour me dire :

– Ne pense jamais cela, ton expérience humaine est considérable et c'est une richesse incomparable dans la vie.

Sans vraiment le comprendre, je fus interpellé par sa réaction.

Quelques années plus tard, jeune marié et débordé de travail, une certaine douleur dorsale commença à se faire sentir. Bien que très amoureux, mon couple battait de l'aile, complètement envahi par les beaux-parents. Quoique très accueillants, cette immixtion me fit petit à petit perdre une partie de ma spontanéité et de ma jovialité. Fini le temps de la 2 CV, des jeans, baskets et gros pulls tricotés grossièrement. C'était l'Alfa Roméo 75, plus convenable pour un médecin qui portait désormais veston et cravate.

Cette douleur dorsale s'accentua au fil des mois. Il y avait bien une jolie kiné un peu plus haut dans la rue par laquelle je me serais volontiers fait masser, mais travail oblige... Un beau jour, je fus contraint de passer une radiographie thoracique pour un contrat d'assurances. J'en profitai pour demander à mon copain radiologue de vérifier la colonne dorsale, ce qu'il fit, tout en racontant diverses anecdotes auxquelles j'ajoutai les miennes.

Après un bavardage amical en fin de soirée, je retournai à ma voiture, mes radios sous le bras. Celles-ci ne révélaient rien de particulier. Au moment de m'asseoir dans ma voiture, je remarquai que la douleur avait disparu. Après un temps d'arrêt, je m'exclamai en moi-même : *Tu es fou, il te faut un psychiatre, une radio n'a jamais guéri personne.* Mon mal de dos qui me harcelait depuis des mois m'avait quitté après une radio passée chez un copain…

Une autre situation similaire se produisit quelques années plus tard. Mon couple était à nouveau au bord du divorce et je finis par chercher mes consolations ailleurs. Parti pour Saint-Pétersbourg, j'allai retrouver une interprète dont j'étais tombé follement amoureux deux mois auparavant. Au-delà des normes raisonnables et des conventions, l'amour avait repris chez moi le chemin de la liberté. En promenade sur l'avenue Nevski, les Champs-Élysées de Saint-Pétersbourg, où les voitures roulaient en 1995 sans pots catalytiques, en compagnie de l'âme sœur retrouvée, je constatai soudain que dans cette pollution je respirais parfaitement des deux narines, pour la première fois depuis trente ans ! Des sprays de vasoconstricteurs accompagnaient ma trousse de toilette depuis l'âge de cinq ans et décoraient en permanence ma table de nuit. Ah, la puissance de l'amour, me disais-je encore une fois, *« respirer à plein nez »* !

Si je remarquais ainsi chez mes patients, mes amis, dans ma famille et sur moi-même l'influence considérable de l'affectif et de la motivation dans la guérison, je constatais également l'influence néfaste et défavorable du stress, du chagrin, des chocs émotionnels violents et des phases de déprime. Pour avoir été guéri en une heure de temps avec la fougue de l'esprit d'une entorse de la cheville, je mettrai plus d'un an à guérir d'une entorse au genou gauche compliquée d'algoneurodystrophie avec forte décalcification.

Par exemple, le fils d'un couple d'amis divorcés depuis peu présentait une fissure labiale médiane depuis des années. En consultation chez le grand professeur d'acupuncture auriculaire à Paris, le docteur David Alimi, celui-ci montra sur son ordinateur au jeune garçon, âgé alors de dix ans, la jonction des hémisphères cérébraux par le corps calleux, et lui expliqua que d'un côté, il y a son papa qui l'adore et le veut à 100 % et de l'autre, sa maman qui l'adore et le veut à 100 % aussi. Étant donné que lui-même adore ses deux parents de la même façon, il est coupé en deux dans sa tête. Il suffira de deux aiguilles sur chaque oreille dans la zone correspondant au corps calleux pour qu'en un mois et demi cette fissure soit guérie.

Comment ne pas s'interroger (et on comprend la culpabilité des parents) lorsqu'on voit un enfant (à la vue excellente et étonnamment perçante) devenir myope en quelques semaines en pleine période de séparation tumultueuse et très conflictuelle des parents. Sans compter tous les doutes intempestifs qui vont surgir à chaque instant de sa vie, la peur de trahir ou de mal faire, de déplaire, cette sensation constante d'être coupé en deux, etc.

Les répercussions corporelles de ces blessures affectives chez mes proches me permirent de comprendre bien des troubles de santé survenant dans le cadre de séparations mal vécues. Cet enfant, non seulement devint myope, mais il ne pouvait plus regarder de face ; la tête tournée et inclinée, il regardait en oblique. Le « je ne peux pas voir cela » et le « ne pas pouvoir voir la réalité en face » du langage populaire trouvent ici tout leur sens.

Ainsi à treize ans, le fils d'un de mes copains prit quarante kilogrammes en quelques mois lors du divorce très violent de ses parents.

Je m'étais juré depuis mon adolescence que jamais je n'accepterais la médiocrité du couple. J'avais moi-même subi et assisté au diktat d'un père autoritaire, intellectuel, et à la soumission sans bornes d'une mère sans diplôme, éduquée dans cet esprit d'obéissance au chef de famille. La simplicité, la gaieté et la joie de vivre de ma mère n'avait été que trop étouffée par cet homme racé et fougueux mais à la mentalité rigide et ancestrale. Cette différence me fit distinguer très jeune le fossé qui sépare l'intelligence intellectuelle de l'intelligence du cœur. Subissant cette dualité, je n'en nourrissais que davantage le désir d'une famille unie et heureuse. La famille ne devait-elle pas être un nid d'amour, d'épanouissement, de liberté, de tendresse, de compréhension réciproque où l'on se sent soutenu et où l'on se soutient mutuellement pour mieux rayonner et œuvrer généreusement dans le monde ?

Rêveur fou, utopiste et idéaliste, poète à mes heures, la vie allait m'apprendre que les pensées sont une chose et la réalité du monde et de sa comédie en est une autre. Les milliers d'heures passées seul dans les forêts des Ardennes belges ou dans le massif du Mont-Blanc m'avaient permis d'aspirer sans cesse à la justice, la paix, la construction d'un monde moderne, dynamique, d'une société pénétrée de cette devise française qui me fascinait : *liberté, égalité, fraternité.*

Pour moi, la Belgique n'était qu'un accident de l'histoire, un caprice des pays voisins craignant un deuxième Napoléon. Je rêvais d'un rattachement à la France, terre ardente qui caressait et excitait tous mes rêves depuis mon premier passage à onze ans de la frontière franco-belge près de Sedan, depuis la venue de Pompidou à Liège dans une liesse populaire telle que cette cité ardente en est capable. Mon parcours de vie me fit attendre l'âge de quarante-trois ans pour pouvoir m'établir dans ce pays de l'espérance.

Je dus passer par une longue désillusion et confronter mes rêves à la réalité du monde et des hommes. La nature, le chant des oiseaux dans les forêts sauvages, les rivières, les montagnes, le vent dans les voiles, l'air pur, l'eau des sources, la variété des formes, des couleurs, des odeurs selon les saisons, toute cette vie à profusion m'avait permis d'échapper aux réalités d'un monde déchiré, écrasé, sali et pollué par des gens drogués par le pouvoir éphémère de l'argent, des gens jaloux de ceux qui gardent en eux la richesse du cœur et de l'esprit. Plus ils ont et moins ils sont. Ce monde soumis à la dictature de la haute finance dont les dirigeants, à l'image de Jules César, plongent le peuple manipulé à leur guise dans un contexte bien connu du pain et des jeux pour mieux l'endormir, mieux lui extraire ses deniers par des taxes toujours plus lourdes et par l'incitation à la dépense tous azimuts en créant sans cesse de nouveaux besoins à force d'une publicité toujours mieux élaborée et plus subtile.

Le peuple baigne dans un égoïsme croissant, prisonnier de ses endettements, il perd le sens de la fraternité et de la liberté. Ainsi la cohésion et la force du peuple s'amoindrissent, s'effritent et facilitent les agissements de ceux qui le dirigent. La politique est trop souvent devenue le repère d'arrivistes plutôt que le rassemblement des élus du peuple en vue de la construction d'un monde juste, de progrès scientifique et social. Certes, il y a partout des hommes et des femmes sincères et honnêtes, mais souvent contraints au silence par les as de la combine et de la magouille.

De l'aiguille au cœur de mes patients

Au travers de toutes mes déceptions, mes révoltes, mes échecs et mes espérances, je gardais toujours dans un coin sacré de mon cœur une affection spontanée pour ce Juif nommé Jésus.

Malgré de nombreuses rencontres avec des collègues, des amis, des psychologues, des psychiatres, des hypnothérapeutes, des ostéopathes, des relaxologues en tous genres, des pratiquants du reiki, du yoga, de la sophrologie, des astrologues, des médiums, des prêtres exorcistes, des « psychoénergéticiens », etc., rien ne m'avait jamais procuré autant de douceur et de force que cet attachement à Jésus. Dans les moments les plus durs de la vie, même les plus égarés, c'est toujours là que je revenais, certes parfois après un grand détour. J'y retrouvais l'espérance et une paix profonde qui m'aidaient à me reprendre et à continuer le chemin de la vie avec joie. Pour moi, Jésus, c'était la joie, la lumière, la beauté, la vie, l'amour libre et libérateur. Au « sommet » de mes bêtises, jamais je ne m'étais senti jugé par ce Christ aimant au-delà de tout ce qu'on peut imaginer. Et si c'était Jésus qui mendiait notre affection ?

L'amour divin est d'une perfection telle qu'il est insaisissable tellement il est pur. Jésus avait évidemment l'intelligence et les charismes nécessaires qui lui auraient permis de monter dans la hiérarchie de la gloriole terrestre, réussir, paraître, avoir, posséder, diriger… Imaginons-le un instant dire au Vatican, ou lors d'une grande messe un dimanche matin à Notre Dame de Paris, ou dans un cercle privé de gros financiers, ou encore au beau milieu de l'Assemblée nationale ou d'un conseil des ministres : « *Les prostituées et les publicains vous précéderont dans le Royaume des Cieux* »… Il risquerait fort de déranger un peu trop la susceptibilité

des plus puissants de ce monde. La force du Christ est
là : il n'a pas cédé à la comédie humaine. L'énergie ato-
mique a révélé que la puissance est dans l'infiniment
petit, et plus les scientifiques tentent de fissurer la
matière au niveau des particules atomiques, plus ils doivent développer des moyens techniques considérables
tant la cohésion de celles-ci est phénoménale. L'Amour
est une force, elle est l'énergie de cohésion par excellence, notamment celle de l'unité entre les êtres
humains.

Qu'on le veuille ou non, l'église, aussi imparfaite
soit-elle, transmet un enseignement qui peut permettre
à un être humain de s'épanouir dans son intelligence
affective. Cette dernière est de plus en plus mise en
valeur par la science. On parle partout de l'intelligence
émotionnelle, considérée comme aussi importante,
voire plus importante que l'intelligence intellectuelle. Il
y a deux mille ans, Paul de Tarse parlait déjà de l'intelligence du cœur ! La dictature capitaliste politico-financière ne détruit peut-être pas d'un coup la spiritualité
nécessaire à l'épanouissement de cette intelligence du
cœur, mais elle l'étouffe, lentement et sûrement. Staline
dynamitait les cathédrales et les églises. En Occident, on
laisse les églises se détériorer petit à petit, voire s'écrou-
ler. Pour les plus célèbres, on en fait des musées, des
salles de concert mais de moins en moins des lieux de
prières où les hommes et les femmes tournent leur
cœur et leur esprit vers le divin.

Ainsi je trouvais dans l'enseignement évangélique
une richesse incomparable, un vrai trésor qui épanouit
l'esprit et le cœur, redonne du tonus et du goût à la vie.
La fraternité a quelque chose de si fort et de si doux à
la fois, quelque chose qui rassure et éclaire la relation à
l'autre. Certes l'amitié est très rare, mais rien n'em-

pêche de lire, regarder des visages comme celui de Mère Térésa, du Padre Pio, sainte Thérèse de Lisieux, sœur Emmanuelle et bien d'autres pour tenter de comprendre, de sentir ce que ces personnes portaient dans leur cœur. J'étais toujours attiré par les personnes enthousiastes, sincères, cohérentes avec elles-mêmes quelles que soient leurs opinions, leurs philosophies, leur religion, c'est-à-dire des gens qui font les choses avec authenticité et du cœur à l'ouvrage.

Il restait cependant une question : je n'avais jamais cru aux miracles du Christ tels qu'ils sont présentés. Comme si par un coup de baguette magique un malade grave pouvait guérir brutalement. Instinctivement émerveillé par ces guérisons spectaculaires, je m'interrogeais cependant sur les mécanismes enclenchés et qui provoquaient de telles guérisons. J'avais bien sûr lu des livres sur le Padre Pio dans lesquels on relatait un grand nombre de guérisons inexpliquées. En tant que médecin, j'avais régulièrement eu des témoignages de patients bien vivants, alors qu'ils auraient dû être morts depuis longtemps selon les pronostics médicaux, fréquemment chez des chrétiens ayant fait un grand travail sur eux-mêmes avec l'aide de la foi, mais ils n'étaient pas les seuls.

Se posait donc la question de la foi de l'homme en lui-même et en ce qu'il fait. La force n'était-elle pas seulement là ? Elle est bien là. Et si Dieu est quelque part, c'est d'abord en nous-mêmes. *« Quand tu rencontres un homme, tu rencontres Dieu »*, disait un père de l'Église. La puissance se développe d'abord lorsqu'un être a foi en lui-même, ce qui est quasiment identique que d'avoir foi en Dieu puisque le carrefour de la rencontre avec Lui est en nous. Napoléon est l'exemple fascinant de cette foi en lui-même. *« Il suffit de vouloir pour avoir »*, tel était le fruit de son expérience continuelle de la réussite… jusqu'au jour où… La foi traduit la force de notre pensée, l'intensité de notre volonté, la densité de notre décision personnelle et la puissance de notre conviction. Il n'est pas nécessaire de voir obligatoirement dans ce terme une connotation religieuse. La vraie foi religieuse ajoute cependant une dimension spirituelle qui, loin des sectarismes issus de manipulateurs malveillants, sera empreinte d'une telle douceur qu'elle en sera inébranlable.

Celui qui n'a foi qu'en lui-même se trouvera tôt ou tard face à un cul-de-sac. En revanche, lorsque la foi en l'homme se prolonge par la foi en Dieu, elle donne une nouvelle dimension à la race humaine, elle ouvre le chemin d'un épanouissement qui débouche sur l'éternité. Tous les Français, croyants ou incroyants, qu'ils le veuillent ou non, ont dans leurs gènes un héritage chrétien. Le nier, c'est se nier soi-même. Cela peut paraître intolérable pour beaucoup, mais la liberté, l'égalité et la fraternité sont des valeurs profondément évangéliques et cela est tout à fait compatible avec la République. Je ne doute pas qu'à la lecture de ces lignes, un certain nombre de laïcs athées s'irriteront. On trouve également chez eux les champions d'une intolérance digne des catholiques des premiers rangs.

Dieu n'existe pas là où la plupart des croyants se situent, à moins de croire aux hautes dilutions homéopathiques. Mais, comme le disait la brave Lucie, une patiente âgée de quatre-vingt-dix ans, qui avait le cœur sur la main : « *Vous savez docteur, la religion, c'est une police nécessaire* ». Le bon sens des personnes âgées est souvent le fruit d'une longue expérience. Au-delà de cette utilité, une religion permet de s'évader, de rêver, de trouver du merveilleux, un peu comme dans les légendes où chacun peut trouver sa place. *Les pauvres ont besoin de l'Église, c'est un peu là qu'ils sont humains*, chante Michel Sardou dans la chanson Danton. Il est vrai que les pouvoirs religieux ont souvent aimé les pauvres de loin. S'il n'y avait pas une multitude de saints tels que Don Bosco, saint François de Sales, Charles de Foucauld, saint Vincent de Paul, des abbés Pierre ou des Guy Gilbert, etc., on aurait pu dire que l'Église avait volé le Christ aux plus démunis. Ces saints sont en fait les vrais messagers, les authentiques praticiens de l'évangile. À côté d'eux, il y a une multitude de gens pour qui la foi est une sorte d'assurance pour l'au-delà, une manière de vivre, un conditionnement, une éducation reçue sans remise en question. C'est comme ça, sans plus. Là sont la monotonie et la banalité. C'est sans doute utile au bon fonctionnement de la société. Napoléon savait que le peuple avait besoin d'une religion, et peu importe laquelle, pensait-il.

Après tout, chacun peut entrer dans une église quand il le veut et en sortir quand il le désire. Chacun y trouve ce qu'il veut en fonction de son état d'âme et de son évolution personnelle. On peut élever une prière pour la guérison d'un de ses proches, on peut aussi faire le vide, s'isoler dans un coin pour examiner sa conscience et désirer retrouver une certaine noblesse intérieure, on peut y chercher un message de tendresse, on peut y découvrir Dieu en nous. Beaucoup de temples sur terre ne donnent pas cette liberté de fréquentation, cette liberté mentale d'intimité avec soi-même. Bref, une telle foi en un Dieu amour est une excellente nourriture pour maintenir l'équilibre limbique *(« ce n'est pas seulement de pain que l'homme vivra… »)*.

J'étais donc passionné par le Christ, c'était ma force, ma joie. Jésus, allergique à l'hypocrisie, tout particuliè-rement à celle des religieux et des riches, se montre très tolérant envers les faiblesses humaines charnelles mais d'une susceptibilité viscérale face à l'hypocrisie des pha-risiens, les cathos du premier rang de l'époque et ensuite face à celle des riches. Jésus était pour moi le seul vrai révolutionnaire qui n'ait pas manipulé le peuple pour assouvir ses besoins de pouvoir. Il était venu apporter un message de victoire par la paix, un message qui allait ren-verser le pouvoir le plus puissant jamais instauré sur terre, reposant sur l'esclavagisme, l'empire romain. Son message allait remonter jusqu'à l'empereur.

Tous les chefs d'état rêvent d'immortalité et veulent marquer l'histoire de leur empreinte. Cette gloriole n'est que du vent. Le Christ mort comme un moins que rien sur la croix du mépris et de la souffrance, il y a près de deux mille ans, parle toujours au cœur de millions de gens qui cherchent un peu de réconfort, un sens à la vie, une présence, et qui ont la soif d'une perfection et d'une éternité où rayonne la vraie Lumière. Cette lumière est celle de l'Amour du Père éternel, celle de la perfection de l'Amour, c'est celle que Jésus a portée au monde, c'est celle pour laquelle on l'a mis en croix. Dans ce troisième millénaire, on tient plus que jamais à le crucifier, car sa lumière met à jour la pourriture des manipulateurs et des magouilleurs politico-financiers qui polluent et détruisent la terre, ceux qui sapent la fraternité spontanée des hommes pour mieux régner.

Le premier progrès est celui qui amène les hommes et les femmes à plus de fraternité. Là est la cohésion de l'humanité. Libre à nous de nous laisser diviser, séparer de nos proches par ceux qui veulent régner en maîtres absolus. *« Diviser pour régner »*, telle est la devise de cette multitude d'arrivistes qui grouille dans les bureaux des gratte-ciel, pantins d'un système qui les avilit.

Dans ce tumulte du début du troisième millénaire, où le temps s'accélère, où la planète s'appauvrit, où les dépressions et les suicides, les agressions et les meurtres croissent sans cesse, dans ce siècle passionnant de mouvements, de circulations, de découvertes, de recherches, un inconnu gémissant de tendresse frappe plus que jamais à notre porte avec une discrétion inouïe de peur de déranger. Il tente d'ouvrir notre cœur au royaume des cieux dont le chemin n'est nulle part ailleurs qu'en nous-mêmes. Jésus de plus en plus méconnu, Jésus de plus en plus urgent, car *là où l'amour est parfait, il n'y a plus de lois, mais là où il n'y a plus d'amour, tout devient loi ou chaos*, comme l'écrivait Gustave Thibon. Or Jésus, c'est le chemin de la perfection de l'Amour, son royaume n'est pas de ce monde, mais il est déjà dans le monde car il est en nous. Peut-être nous manque-t-il les clés de l'apôtre Pierre pour en ouvrir la porte ?

J'étais convaincu que la guérison réelle est au cœur de l'homme, mais c'est dans un cœur à cœur personnel et intime avec ce Jésus que cela peut s'apprendre. Le cœur rayonnant d'amour par excellence, c'est Lui ! Pas besoin de diplômes ou de grades pour y accéder, l'entrée est gratuite à une époque où l'on doit payer pour tout : se parquer, uriner et respirer de l'air pur, c'est pas mal du tout et en plus il donne un gigantesque souffle de liberté.

À la lumière de cette vie de Jésus, je commençai alors un cheminement personnel où je fus de plus en plus à la recherche des chocs émotionnels et des blessures affectives qui pouvaient harceler un être humain dans son équilibre personnel. J'allais le percevoir davantage comme une entité sensible, réceptive, en constante interaction avec son milieu extérieur, son milieu intérieur et son histoire propre. Les prises de sang, les radiographies, les scanners, les IRM, les scintigraphies, les échographies, etc. ne me suffisaient plus, je voulais voir en mon patient un ensemble dynamique et fonctionnel. Les images donnent trop souvent une approche statique de la personne. « *Docteur, j'ai mal au dos* », « *vous n'avez rien, tous les examens sont normaux.* »

Toutes les structures tendinomusculaires, ligamentaires et capsulaires, peuvent ne rien montrer en imagerie et pourtant être le siège de microlésions, de microinflammations diffuses et d'une mise sous tension excessive et à la longue génératrice de douleurs. L'expression « je suis tendu, je suis crispé », reflète bien l'état nerveux et l'état musculaire qui y est associé. Le « j'ai mal partout » provient souvent de cet état de tension nerveuse. Combien de fois, roulant à près de deux cents kilomètres/heure, n'avais-je pas ressenti une violente et douloureuse contraction lombaire lorsque je freinais brutalement sur l'autoroute E40 entre Liège et Bruxelles, soit parce que je percevais une voiture de gendarmerie, soit parce qu'une voiture entamait un dépassement sans mettre son clignotant.

Chaque jour, nos pieds frôlent des obstacles sur le sol. Personne ne pense qu'à chacun de nos pas, notre cerveau contrôle l'équilibre du corps et qu'il est renseigné sur la nature du sol par des milliers de récepteurs nerveux plantaires. Pourquoi alors arrive-t-il que pour un bête petit caillou on puisse se faire une entorse alors que la veille, on était peut-être en train de courir à travers les champs et les bois sur des terrains bien plus irréguliers?

Bien qu'habitué aux sorties nocturnes, je n'avais jamais eu ni chute, ni accident. Une nuit, je quittai vers deux heures du matin une soirée du personnel de l'hôpital à laquelle je venais de danser sur les tables avec des secrétaires, tous bien imbibés. Je rentrai à pied, ma maison étant à moins de cinq minutes de la salle des fêtes. Je me réveillai spontanément à sept heures quarante, les consultations commençaient à huit heures. Une douleur terrible me traversa le thorax et le bas du dos; je descendis péniblement les trois étages et, au pied du magnifique escalier de chêne, je trouvai mon téléphone portable par terre et je compris alors que j'avais fait une grosse chute. J'entrai dans mon cabinet et le trouvai parfaitement en ordre alors que je l'avais quitté tard le soir en plein désordre… Je l'avais donc rangé durant la nuit. À midi, livide et épuisé par la douleur, j'allai consulter un radiologue : trois fractures costales déplacées et une suspicion de hernie discale lombaire. Cet épisode me hanta longtemps, car je voulais comprendre pourquoi cette chute s'était produite alors que j'avais connu des fêtes bien plus arrosées que celle-là. La réponse était bien sûr du côté limbique…

Ainsi, plus j'avançais dans la médecine, plus je me sentais interpellé par la personne qui se cachait derrière la plainte et pas seulement l'organe atteint.

En arriver à devoir payer pour être écouté, compris ou entendu et se sentir un peu aimé traduit un très grave malaise. À mon cabinet, j'avais une nette majorité de femmes dont je recevais bien des confidences et au bout de plusieurs années, une complicité évidente et une profonde confiance réciproque pouvaient s'installer. Que de mépris, d'incompréhensions, de rejets, d'humiliations et de souffrances parfois accumulées tout au long d'une vie.

Je ne puis passer sous silence les déséquilibres induits par le manque ou l'absence d'une sexualité épanouissante. Je ne parle pas d'une sexualité qui se résume au sexe mais bien d'une sexualité qui inclut la tendresse, la complicité, la spontanéité, la fantaisie, le jeu et cette confiance réciproque sans laquelle cette partition de la vie se joue en solo, permettant un éventuel orgasme organique, mais excluant un orgasme de l'être dans sa globalité, orgasme rééquilibrant et libérateur.

Je parle donc d'une sexualité consentie en totale liberté, une sexualité où il n'est plus obligatoire de se « préserver » de l'autre… Un médecin qui se montre timide à l'évocation de la sexualité va exclure un facteur potentiel dans la compréhension des pathologies. La sexualité n'est pas vitale, mais une sexualité absente ou mal vécue peut générer des tensions qui se porteront sur le système nerveux central ou périphérique avec des conséquences d'intensité variables selon les cas. Tout médecin doit pouvoir également aborder cette facette de la vie avec tact et aisance ! Ne pas considérer *« docteur, mon mari ne m'a plus fait l'amour depuis quatre ans »* chez une patiente de trente-deux ans, relève quasi de l'erreur médicale. De même se mettre à l'écoute d'une dame de soixante-quatorze ans qui peut enfin lâcher *« ça fait trente-six ans que je n'ai plus de relations, ça n'intéresse plus mon mari ; c'est vraiment trop long, docteur, si vous saviez comme c'est dur à vivre »*, oui, un peu d'écoute dans un tel cas pourrait éviter pas mal de médicaments inutiles ou, en tout cas, permettrait de faire une meilleure prescription…

Un jour, une dame, patiente occasionnelle de soixante-dix ans, me demanda en pleine rue ce qu'elle devait faire parce qu'elle avait quelque chose qui lui chatouillait entre les jambes.

– Déshabillez-vous, je vais vous examiner, lui répondis-je tant je ne supportais plus d'être accosté à tous les coins de rues.

Au fou rire de ses compagnes, elle répliqua :

– Ici, docteur ?

– Eh oui, ici, vous me demandez, je vous réponds, rajoutai-je.

Quelques jours plus tard, la dame G. se présente au cabinet pour quelques injections de mésothérapie pour l'arthrose. À la fin de la consultation, elle me redemande :

– Docteur quand est-ce que vous m'examinerez pour ce que j'ai entre les jambes, j'ai comme un bouton.

Pressé, je lui demande de prendre rendez-vous chez mon associé plus compétent que moi pour ce problème, ce qu'elle fit.

Quelques jours plus tard, la dame, couchée en position gynécologique montra à ce confrère son bouton. Celui-ci lui demanda :

– Où ça ?

– Mais là, docteur, en montrant son clitoris.

Le docteur X. sursauta et d'un ton énergique lui lança :

– Mais c'est votre clitoris.

– Mon quoi, docteur ? s'exclama G.

– Mais votre clitoris, qu'est-ce que vous avez fait toute votre vie ? rétorqua sans détour le docteur X complètement éberlué.

Il faut rajouter à cette anecdote tristement cocasse que cette brave dame avait eu un amant pendant onze ans...

Combien de femmes ne confiaient-elles pas qu'elles n'avaient jamais réellement joui ou même qu'elles ne ressentaient pas grand-chose. Beaucoup affirmaient qu'elles prenaient du plaisir, que c'était agréable, mais que le septième ciel leur était inconnu.

Cette réalité déplorable est affligeante et montre qu'au cabinet, on est souvent bien loin de la sexualité telle qu'elle est présentée dans les médias. Du sexe interdiction, on est passé au sexe obligation, tout aussi préjudiciable l'un que l'autre.

Le manque de tendresse et de caresses revenait souvent dans les plaintes des femmes. J'y étais particulièrement attentif. Cette sensibilité trouvait pour une part son origine dans une profonde blessure d'enfance qui associait la violence paternelle et la paralysie d'une mère soumise.

À l'âge de cinq ans, j'avais dû subir les violences physiques de mon père. Un samedi, en fin de matinée, j'étais debout dans le coin de la classe, sanctionné pour bavardages. Mon père vint me chercher à l'école et me trouva ainsi.

– Vous serez rossé, me dit-il gravement et sévèrement.

À la sortie de l'école, il me fit marcher trois mètres devant lui jusqu'à la maison. Ce kilomètre vers le lieu de sanction parut interminable. À peine rentré à domicile, mon père m'emmena au deuxième étage, m'obligea à baisser mon pantalon et à me coucher sur le lit conjugal. Fort de ses cent kilos, d'une main il me tint sur le lit et de l'autre me frappa longuement à coup de fouet. Ce jour-là, quelque chose s'est cassé en moi, la souffrance avait été trop longue pour être acceptable et assimilable. À cela s'ajoutait toute une violence verbale ornée d'un intellectualisme destructeur. Je me souviens de mes appels au secours lancés vers ma maman qui resta muette dans sa cuisine, souffrant atrocement de son impuissance, écrasée par son éducation paralysante de soumission totale au mari.

Pourtant, c'est à elle que je devais une grande part de ma survie. Malgré cette dictature, elle avait pu insuffler à ses enfants la joie de vivre, le sens du beau et du bien, l'émerveillement devant la vie, l'écoute de la musique, la spontanéité, la simplicité et bien d'autres choses qui donnent de la gaieté au cœur. Sans diplôme, descendante d'une grande famille noble détachée des réalités du monde moderne, elle avait par ailleurs conservé cette richesse incomparable : la noblesse du cœur, celle qui n'appartient à personne.

Dans son désir immense d'être une épouse parfaite et de rester fidèle à son éducation, et par là à ses parents, elle n'a pu se libérer de cette instruction excessive digne des religions archaïques. Ce ne fut évidemment pas le seul épisode de violence physique que j'eus à subir et cela ne fit qu'accentuer d'une part mon caractère rebelle et insoumis, mais d'autre part cette recherche de la douceur. Plus tard, à l'âge adulte, j'irai mendier à maintes reprises une profonde réconciliation avec mon père, mais sans succès. Celui-ci travaillait dans les aciers et à la longue, cela avait dû imprégner son cœur… ou plutôt l'encercler…

De ces blessures répétées allait germer une sensibilité particulière à l'égard de la souffrance d'autrui et tout particulièrement à l'égard des femmes et des enfants.

Même si plus tard je dus apprendre longuement à me protéger des patients parfois très envahissants, je continuais à chercher l'être profond qui se cachait derrière un visage. Petit à petit, je découvrais donc que la plainte n'était souvent que la partie visible d'un iceberg. Cependant il n'était pas facile de sortir de la logique, d'une logique qui veut qu'à un symptôme réponde un traitement « antisymptôme ».

Toute la difficulté de la compréhension limbique est qu'elle doit provenir du cœur et pas seulement de l'échelon intellectuel strict. Il s'agit d'une perception intuitive animée par la générosité d'un esprit bienveillant. Cela se travaille par l'évolution personnelle bien plus que par des études académiques aussi prestigieuses soient-elles. Toutes les découvertes et les imageries fonctionnelles pour découvrir les zones cérébrales impliquées dans les émotions et dans l'affectif sont certes passionnantes, mais inutiles si elles ne débouchent pas sur cette prise de conscience urgente de la dimension affective du patient dans la gestion de son corps. L'équilibre cérébrosomatique et somatocérébral passe par le cerveau limbique, rappelons-le sans cesse. Soit la science médicale prend en considération la dimension limbique dans la vie, soit elle la rejette dans les limbes de sa propre ignorance au mépris de sa vocation.

Malheureusement, la profession de limbologue, (ou d'affectologue) n'existe pas. Bien des psychologues s'irritent lorsque j'affirme cela, considérant qu'ils sont les spécialistes de l'affectif. L'approche du patient, aussi pertinente soit-elle, si elle paraît trop intellectuelle, pourra manquer de chaleur dans le contact et laisser celui-ci replié sur lui-même. C'est donc cette chaleur humaine dégagée par le thérapeute qui permettra d'aller plus loin dans le travail médical. C'est au niveau de cette force affective qu'on peut commencer à parler de limbologie, et non pas au niveau de la connaissance intellectuelle de cette dimension affective du cerveau. Cette force affective influera tout autant sur la résolution des conflits psychologiques (et cérébrosomatiques) que la pertinence intellectuelle stricte trop restreinte. La performance professionnelle médicale s'arrête là où l'affectif reprend tous ses droits. Au travers des mots, ce sont les pulsations affectives du médecin qui vont toucher le patient. Les mots se font l'écho des vibrations intimes d'un être. L'amour par sa nature équilibrante et créatrice représente le sommet de l'harmonie vibratoire.

Aucun spécialiste ou « informaticien » du cerveau n'est capable de retirer véritablement des informations douloureuses passées. Elles restent toujours inscrites dans les mémoires. On atténue leur impact délétère plus ou moins efficacement et on aide à passer le cap. Elles peuvent même devenir le tremplin des réalisations et des progrès futurs. Rappelons cependant qu'il est impressionnant de voir avec quelle intensité des événements particulièrement douloureux de l'enfance peuvent parfois encore peser dans le présent affectif d'une personne âgée et que tout se passe comme s'il n'y avait pas de passé à ce niveau-là. Combien de personnes n'attendent-elles pas sur leur lit de mort le passage d'un enfant ou d'un ami en vue d'une réconciliation qui leur permettra de mourir apaisé? C'est pourquoi ici aussi le pardon reste un remarquable geste qui libère et adoucit l'esprit. Il n'est certes pas facile et résulte d'un long travail intérieur où la générosité du cœur finit par triompher d'une conscience intellectuelle emprisonnée par la rancune et la haine. Lorsque la conscience affective peut parler librement, elle est porteuse de lumière sur la vie.

La pensée, issue de la collaboration du cerveau intellectuel et affectif, n'est pas quelque chose qui reste enfermé dans la tête. La pensée est une énergie. Le cerveau qui pense, émet. Cette énergie vibrante peut être positive ou négative. Il existe ainsi une contagion psychique, les pensées des uns n'étant pas sans répercussions sur celles des autres. Ces interactions mentales sont considérables. Elles créent une atmosphère générale dans tel ou tel lieu où sont rassemblés des gens, c'est-à-dire une maison, une salle de conférence, une ville, un pays, une planète. Les pensées et les fantasmes de domination, de puissance, de soumission, de performance à tout prix gangrènent la société.

Le culte de la mort, la magie noire, les jeux de violence et de pouvoir éloignent les humains de la paix à laquelle ils aspirent spontanément. En revanche, la cohésion cérébrale des citoyens et des citoyennes a le pouvoir de faire bloc contre la manipulation qu'on veut leur faire subir. La connexion spirituelle au divin, nourrie par la prière et la méditation, renforce le cerveau et lui redonne du tonus. Il s'agit d'une triangulation ou d'un effet pyramidal ; les pensées humaines et interhumaines en sont la base, le sommet étant le point qui nous joint à Dieu. La pensée a donc un rayonnement horizontal et vertical, terrestre et céleste. La prière authentique, forme très élevée de la pensée, rehausse le sommet de la pyramide et en solidifie la base.

Une religion, digne de ce nom, va inviter l'Homme à la paix et à l'harmonie, à une construction juste et heureuse de la société. Alors, libre à chacun de croire ou non en Dieu. Mais en quoi cela dérange-t-il tant de laïcs acharnés que des hommes, des femmes et des enfants croient en Dieu et le prient pour le bien de chacun et du monde ? Force est de constater que plus on ferme les églises, moins elles sont au cœur de nos villages, plus les croix disparaissent des carrefours de nos routes, moins la prière quotidienne est pratiquée et plus la délinquance et les dépressions augmentent. Force est aussi de constater que le rayonnement de la France décroît quasi parallèlement au déclin du christianisme ; il en va de même pour l'Europe qui, à la longue de renier ses racines, finit par se nier elle-même au point de ne pas en finir de se chercher.

Israël, comme nous en témoignent les livres saints, a fait à maintes reprises la triste expérience des conséquences de l'éloignement de sa vocation divine. Il y a quand même actuellement une nourriture cérébrale qui manque… Or, justement, la prière véritable réunit l'intelligence intellectuelle et l'intelligence du cœur pour libérer à l'intérieur de la personne une sérénité intérieure bienfaisante, une sensation de bien-être global et un appel à l'unité créatrice. Un philosophe d'Extrême-Orient disait : *L'esprit bâtisseur et la main constructrice reliés à l'immense sagesse du cœur font renaître la mémoire de la Beauté créatrice. Et la Beauté créatrice engendre tout naturellement la bonification de l'homme et surtout son profond désir d'harmonisation avec l'univers cosmique et tous les êtres vivants.*

L'Église, aussi imparfaite soit-elle, permet de transmettre un message prodigieux et un retour à la Beauté créatrice comme en témoignent les cathédrales et la multitude d'œuvres d'art qui traversent les siècles. De même des mouvements humanitaires et spirituels, tels que celui de mère Térésa, solidaires de la misère humaine, ainsi que toutes ces guérisons intérieures de ceux qui rentrent dans une intimité si épanouissante avec Jésus, montrent l'utilité de la foi. Le Christ vient effectivement rejoindre l'homme dans sa souffrance, sa misère, sa médiocrité et ses limites pour restimuler toute son essence divine enfouie en lui. Il prend la défense des plus faibles, des plus démunis, des malades, des rejetés de la société, il ignore les défauts et les faiblesses humaines pour regarder au plus profond de chacun. Aucun mensonge, aucune hypocrisie n'est plus possible face à cette lumière qui transperce. Si ! Seulement le clouer à la croix pour mieux le fuir... *Dieu attend avec patience que je veuille bien enfin consentir à l'aimer*, écrit Simone Weil dans *La connaissance surnaturelle*. Le message évangélique appelle à l'Amour et est un retour à l'unité, à la paix avec soi-même et avec autrui. Il est sans aucun doute utile et bénéfique à la construction d'une société. Le cerveau humain, programmé pour ces valeurs de « connexion fraternelle », peut trouver dans le Christ un jaillissement insoupçonné de joie, de bonheur, de cohésion et d'unité.

Notre ordinateur cérébral est piraté par une multitude de virus limbotoxiques. Libre à chacun d'aller chercher dans les évangiles les antivirus nécessaires. C'est GRATUIT… contrairement à toute une série de nouvelles disciplines. Le combat pour s'élever est quotidien. Les chemins du ciel et du royaume de Dieu sont parsemés d'obstacles et d'embûches.

Combien de personnes en souffrance ne se sont-elles pas senties apaisées en entrant dans une église et en y faisant silence avec elles-mêmes ? Peut-être est-ce parce que celui qui traîne misérablement sur une croix souvent vieillie, poussiéreuse et mal entretenue, est le premier à souffrir de nos propres blessures ? Peut-être est-ce aussi en voyant une mère, la vierge Marie tenant tendrement un enfant dans ses bras ? Alors pourquoi ne pas aller leur parler directement ? Quel limbologue éminent, quel super-prix Nobel de médecine, ce Jésus ! À nous de nous mettre en route sur les chemins de son école de l'amour. L'entrée est gratuite, pas besoin ni de papier, ni de passeport. Le diplôme délivré est celui de la noblesse du cœur, celle qui est accessible à chacun et chacune d'entre nous sans aucune distinction de race.

Mon allergie à l'égard d'une bonne partie du clergé est croissante. Les antihistaminiques et la cortisone n'y feront rien. Quand j'entrevois la beauté telle qu'elle peut transparaître au travers de la spiritualité, quand je pressens avec frémissement la densité de la présence divine et la puissance du surnaturel, quand je m'incline face à la perfection céleste, je ne peux que m'irriter devant l'attitude désabusée de prêtres fonctionnarisés. Ignorants de la richesse insondable des mystères qu'ils célèbrent, ils en ont perdu le sens du sacré pour sombrer dans le marasme mental.

Tant de personnes désorientées ont soif de retrouver une connexion spirituelle et trop d'hommes de religion n'offrent qu'un témoignage insipide. Je dois cependant admettre que c'est à travers cette église, à force de fuir mes propres retours, de lire entre les lignes, de souffler sur les poussières déposées sur les évangiles au cours des siècles, que j'ai pu trouver à leur source le dépassement de mes propres souffrances, l'écoute et la compréhension de celles de mes patients et que j'ai pu me mettre en route sur les chemins de la Limbologie !

En parallèle de cette allergie, je pourrais tout autant exprimer mon agacement à l'égard d'une médecine académique hypercorticalisée, se cherchant de plus en plus tant elle est enfermée dans des systèmes standardisés de recherches prisonniers de l'industrie pharmaceutique et je me dis qu'à la longue ce système est aussi sectaire et sclérosé que le Vatican.

Cependant l'un et l'autre regorgent de merveilles et ces structures tour à tour gangrenées et géniales dont l'histoire est passionnante m'ont nourri et façonné pour une bonne part. Cette notion de limbologie est ainsi jaillie d'un flirt inlassable entre la science et la spiritualité.

La limbologie, c'est écouter les patients avec le cœur, c'est leur parler avec le cœur, c'est rédiger une prescription ou poser un acte avec le cœur ; c'est l'osmose de la cognition et de l'amour que nous portons. C'est désirer intensément la guérison de son patient, c'est le regarder avec tendresse, c'est tout simplement le recevoir, le regarder et le traiter comme un frère ! La limbologie, c'est mobiliser avec une lucidité généreuse nos connaissances, c'est responsabiliser ce frère dans sa réelle motivation à guérir, c'est le motiver dans sa propre gestion de sa maladie, c'est l'aider à puiser en lui ses ressources, c'est l'aider à croire en lui, à adhérer à cette réalité qu'il est une merveille selon le psaume de David : « *Seigneur, la merveille que je suis à tes Yeux* ».

La porte d'à côté

(exemple de libération limbique sans médoc, sans psy)

Comme je l'ai déjà notifié, je n'ai nullement besoin de preuve, je sais et je sens que mon père est là, plus que jamais il ne l'a été. Idiot est celui qui demande d'expliquer l'amour, idiot serai-je si je me laissais prendre au piège de vouloir prouver sa présence. Mon père est là ! Je sens son amour, sa présence et il voit le mien avec les yeux du cœur. Tout est là et cela suffit à me donner une joie profonde et une force sereine en mon intérieur. Autant nous étions séparés autrefois sur cette Terre, autant par sa présence là-haut, nous sommes désormais unis. Mieux, je comprends la violence de mes désobéissances successives à son égard, lui qui était si fier de moi, il attendait que je lui ouvre les portes de chemins qu'il ne connaissait pas. Par nos tempéraments impulsifs et nos natures hypersensibles, nous avions le don de l'affrontement direct et sans hypocrisie. Que de temps volé à la tendresse gisante au fond de nos cœurs...

À mon père.

Le dimanche soir 9 avril 2006, dimanche des Rameaux, je reçois un appel téléphonique. Mon frère m'apprend que tu viens d'être hospitalisé pour une hémorragie cérébrale sévère dont l'issue fatale est une question d'heures. Le réanimateur de garde me déconseille de faire les sept cents kilomètres qui nous séparent pour te voir juste une fois encore ; je l'aurais tant souhaité depuis plus de deux ans que je ne t'avais plus vu. Je te retrouverai le mercredi soir suivant, allongé dans le cercueil, froid et sans vie physique. Après une veillée de prières, mes frères et moi avons relevé le couvercle pour te dire adieu, te toucher, t'embrasser une dernière fois. J'ai glissé dans la poche de ton veston une photo du Padre Pio qu'une patiente m'avait donnée la veille au cabinet. Au dos de celle-ci, j'ai écrit une petite demande personnelle, je t'ai redit toute mon affection filiale, je t'ai dit merci.

Nos affrontements ont fait de moi un homme, un homme blessé peut-être, mais cette blessure était nécessaire pour mieux comprendre celles de mes frères et sœurs les humains, et tout particulièrement celles de mes amis et de mes patients. Ce que je prenais pour un rejet de ta part à mon égard m'était vital et m'a forcé à tracer mon propre chemin, sans quoi jamais je n'aurais été capable de me libérer de cette dépendance parentale où tant de personnes se traînent au détriment de leur propre réalisation. Comme par un coup de baguette magique, ce passé tendu et tous les mauvais souvenirs qui pouvaient ressurgir dans ma tête, me déstabiliser ou susciter de la rage et de la colère, se sont évaporés. Le pardon opérait en moi avec une facilité déconcertante. Ce pardon n'avait rien à voir avec les éloges des morts, ces éloges qui flattent la vanité ou déculpabilisent les hypocrites et les faibles.

Le 13 avril, jour de tes funérailles, était un Jeudi saint, et voici l'intention que j'ai prononcée à la messe :

« Je suis doux et humble de cœur ». Cette parole prodigieuse de Jésus témoigne à merveille de ce dont chaque enfant du monde a besoin. Ce cœur peut être si fragile, si sensible, si vulnérable, pour des raisons connues ou inconnues, mais toujours connues de Dieu, qu'il a parfois besoin de l'acier pour se protéger.

Pierre-Louis, Papa, qui est ici parmi nous, répétait souvent : « salut ô Croix, unique espoir de l'humanité ». Cette croix est glorieuse car elle fait fondre tous les aciers, elle est la croix du Pardon. Elle triomphe de la haine par l'Amour, de la mort par la Résurrection.

Alors, qu'à l'exemple de Papa qui accompagne notre Seigneur en cette Semaine sainte, que la Croix, cette croix qui sauve l'humanité, demeure pour toujours gravée en nos cœurs et tout particulièrement dans le cœur de tous nos enfants. »

J'ai pu revoir maman librement et parler longuement avec elle, et j'ai logé pendant cinq jours à la maison où je n'avais plus dormi depuis quasiment vingt ans. Histoire de te sentir un peu, je suis reparti pour la France avec ton chapeau, ton eau de toilette, tes gros bas (car j'ai souvent froid aux pieds la nuit lorsque je me lève pour écrire ou méditer), un nouveau pyjama que tu n'as jamais mis, mais qui est trop grand et trop large. C'est comique de le porter. Et aussi ton petit tabouret sur lequel tu t'asseyais pour gonfler ton vélo et duquel tu es tombé, foudroyé par cette hémorragie cérébrale à la mesure de ton caractère. Maman a juste eu le temps de te secourir quelques instants, le temps aussi de quelques gestes et des derniers mots de tendresse, ces mots dont elle a le secret.

Le jour de Pâques, ce fut vraiment la fête de la Résurrection pour maman, car au déjeuner, elle a pu avoir tous ses enfants et petits-enfants autour d'elle. Tu étais pleinement présent dans nos cœurs à la lumière de cette prodigieuse résurrection de Jésus. Pendant ces jours passés à Nivezé en Belgique, maman m'a parlé de tes propres difficultés, de tes souffrances, de tes épreuves et du terrible manque d'affection maternelle dont tu avais souffert. Elle m'a redit toute cette droiture avec laquelle tu conduisais ton entreprise et je me suis souvenu de ces paroles d'un de tes ouvriers hospitalisés pour un cancer du pancréas. J'étais alors étudiant en médecine et en stage à l'hôpital de Bavière à Liège. Il m'avait dit : « *Ton père est le premier patron qui m'ait respecté en tant qu'homme et en tant qu'ouvrier ; je travaille depuis l'âge de quatorze ans et je suis arrivé chez lui à cinquante-huit ans, il était un vrai patron, humain et juste ».*

Avec l'accord de mes frères, j'ai aussi repris ta voiture, une BMW 8 cylindres, toujours impeccable, non que j'en aie vraiment besoin, mais parce que c'était la tienne, ta dernière voiture, et puis, cela a fait un immense plaisir à mon fils. Elle a parcouru une centaine de milliers de kilomètres avec toi en France, pour ton travail, le décapage des aciers. La plupart des aciers français sont marqués de ton empreinte. Je suis heureux comme un grand gosse que ta voiture puisse terminer sa vie dans ce pays où j'habite maintenant et que tu aimais tant, que tu admirais, ce pays où toi, tu aurais aimé terminer ta vie.

À quatre-vingts ans, tu visitais encore les entreprises de la sidérurgie française avec lesquelles tu as travaillé plus de cinquante ans. Usinor, Sacilor, Sollac, Arcelor, autant de noms de l'acier français dont nous parlions si souvent à table ou dans les discussions de famille. Depuis ma plus petite enfance, j'entendais les échos de ces villes françaises où tu t'es rendu tout au long de ta vie. Certes, c'était la fête et les congés lorsque le patriarche partait en voyage d'affaires, cependant qu'est-ce que tu nous as communiqué l'esprit de la grande France !

Tu sais papa, c'est curieux, ce dimanche des Rameaux où tu es tombé du tabouret vers quatorze heures alors que tu gonflais ton vélo pour partir faire un tour, ce même matin, à la messe de neuf heures trente en la cathédrale Saint-Maurice d'Angers, je fus très concentré sur la Croix de l'Autel et j'ai longuement prié pour toi dans une sérénité intérieure que j'avais rarement ressentie. Même si j'avais pris la décision de ne plus jamais revenir en Belgique et de ne plus te revoir, j'avais ressenti au moment de l'Eucharistie toute cette paix extraordinairement belle, riche, d'une chaleur si intense, issue du pardon du cœur. Vraiment dans ce cœur à cœur avec Jésus en Croix, c'était aussi un cœur à cœur avec toi où l'enseignement du pardon chrétien prenait tout son sens et toute sa force libératrice. Le soir, mon frère aîné me téléphona et m'annonça ton hospitalisation brutale ; trois heures plus tard, tu décédas pour passer dans cette pièce d'à côté dont saint Augustin parle dans l'un des deux textes qui terminent ce chapitre. J'écris ces lignes et ces deux textes de saint Augustin en pensant à mes amis ou mes patients qui perdent un être cher. Le décès blesse notre cerveau affectif et je pense qu'en pareille circonstance, la dimension religieuse lui apporte un grand soutien.

La pièce d'à côté peut s'appeler « l'au-delà », « le monde invisible », « l'éternité », « l'univers parallèle », mais pour ceux qui voient avec le cœur et dont le cerveau intuitif n'est pas atrophié, la pièce d'à côté, c'est vraiment à côté.

Alors papa, je n'ai même plus besoin de frapper à ta porte pour te faire un coucou, c'est formidable, tu es toujours là. Densité de la mémoire, diront certains de mes confrères neuropsychiatres, ajoutée à la créativité cérébrale d'un esprit souffrant d'un manque affectif paternel. Hier, assis sur un banc au bord de la Maine, en face du château d'Angers, avec mon fils, ton premier petit-fils, nous avons parlé de toi avec émotion. Ta voiture, toujours si élégante, était là un peu plus loin. Nous la regardions en pensant à toi car elle venait de recevoir son immatriculation française. Mon fils me dit :

– Bonpapa serait fier de voir sa voiture comme ça.

Il ajouta :

– Je n'oublierai jamais le jour où il est décédé ; le matin, après la messe on est allé acheter du pain et du chocolat pour Pâques dans la jolie petite boulangerie de ta patiente.

Cette boulangerie restera associée, dans nos mémoires, au jour où tu as quitté ce monde. Alors, dans cette flânerie du moment, là dans ce vieux quartier de la Doutre, assis sur un banc au bord de la Maine, conscient de ma rêverie, lucide de cette activité cérébrale, de ses limites et de ma petitesse, en admiration devant les clochers élancés de la cathédrale Saint-Maurice, j'ai compris que seule la grâce de Dieu pouvait ouvrir le cerveau humain à la dimension divine de la nature humaine.

Lorsque le cœur est suffisamment blessé, l'obstacle cortical vole en éclats, et Dieu peut alors, dans une infinie délicatesse, révéler l'éclatante Beauté de sa Lumière éternelle. Lorsque nos pensées s'arrêtent, lorsque l'orgueil accepte enfin de se taire, lorsque le silence se fait en nous, l'appel divin peut finalement se faire entendre dans les limbes de notre conscience voilée. Le rendez-vous avec Dieu se trouve au point d'intersection des projections de notre cerveau cognitif, affectif, intuitif, créatif, mnésique, poétique, etc. Ce point où tout se rassemble, ce carrefour immatériel est un cul-de-sac pour certains, il est une porte qui ouvre sur des horizons infinis pour d'autres. Cet appel de Dieu est un appel d'amour, amour envers Dieu lui-même, amour d'autrui et amour de soi. Bref, l'appel à l'unité retrouvée.

Alors Papa, merci d'avoir mis des obstacles dans ma vie, ils ont été l'instrument de Dieu pour me faire gravir les marches vers la Limbologie. La plus belle façon d'honorer une personne aimée qui est passée de l'autre côté, c'est de garder la joie de vivre et la fougue de l'esprit au-delà des blessures passées.

NE PLEURE PAS SI TU M'AIMES!

Si tu savais le don de Dieu et ce que c'est que le Ciel!

Si tu pouvais d'ici entendre le chant des Bienheureux et me voir au milieu d'eux!

Si tu pouvais voir se dérouler sous tes yeux les immenses horizons et les nouveaux sentiers où je marche!

Si un instant, tu pouvais contempler comme moi la Beauté devant laquelle toutes les beautés pâlissent!

Crois-moi, quand la mort viendra briser tes liens comme elle a brisé ceux qui m'enchaînaient, et quand un jour que Dieu seul connaît, ton âme viendra dans ce ciel où l'a précédée la mienne... Ce jour-là, tu me reverras et tu retrouveras mon affection purifiée.

À Dieu ne plaise qu'entrant dans une vie plus heureuse, je sois infidèle aux souvenirs et aux vraies joies de mon autre vie et sois devenu moins aimant!

Tu me reverras donc, transfiguré dans l'extase et le bonheur, non plus attendant la mort, mais avançant, d'instant en instant avec toi, dans les sentiers nouveaux de la Lumière et de la Vie!

Alors... essuie tes larmes, et ne pleure plus... si tu m'aimes!...

L'Amour ne disparaît jamais. La mort n'est rien.

Je suis seulement passé dans la pièce d'à côté.

Je suis moi, vous êtes vous.

Ce que nous étions les uns pour les autres, nous le sommes toujours.

Donnez-moi le nom que vous m'avez toujours donné.

Parlez-moi, comme vous l'avez toujours fait.

N'employez pas un ton différent. Continuons à rire ensemble.

Priez, souriez, pensez à moi. Que mon nom soit prononcé à la maison comme il l'a toujours été.

Le fil n'est pas coupé. Pourquoi serais-je hors de votre pensée, simplement parce que je suis hors de votre vue ?

Je vous attends. Je ne suis pas loin, juste de l'autre côté du chemin. Vous voyez, tout est bien !

Saint Augustin

La rencontre avec la mort est un événement inévitable dans la vie d'une personne. Tôt ou tard chacun y est confronté. La survenue d'un décès est parfois prévisible, parfois tout à fait inattendue et brutale. Prématuré ou non, logique ou non, acceptable ou révoltant, il peut véritablement déchirer et ébranler nerveusement. C'est alors ce processus de « faire le deuil » qui doit se mettre en marche pour permettre la métabolisation nerveuse de ce choc émotionnel, ce qui peut prendre du temps.

Souvent, cette « digestion émotionnelle » ne sera pas encore réalisée plusieurs décennies plus tard. Ce processus, longuement abordé dans divers ouvrages, est indispensable sous peine de laisser à vif des plaies psychiques lourdes de conséquences pour l'équilibre cérébrosomatique d'une personne. Les pratiques religieuses peuvent faciliter considérablement ce travail intérieur et cette perception de saint Augustin est tout à fait remarquable pour aider à passer ce cap de ces séparations apparentes.

Cas cliniques
dans le cadre de l'influence limbique

Une dame de quarante-sept ans souffre de fragilité bronchique avec présence de bronchiectasies facilitant les infections bronchopulmonaires. Elle est suivie depuis des années par un médecin qui pratique en plus d'une médecine générale rigoureuse, l'acupuncture et l'homéopathie. Malgré cela chaque année, elle présente des infections des voies respiratoires. Après le départ de son médecin pour les États-Unis, elle consulte le remplaçant de celui-ci qui pratique en plus l'auriculothérapie.

Trois hivers se passent sans problème particulier lorsqu'elle développe une bronchite violente. Son médecin généraliste lui donne un premier traitement antibiotique à base d'Augmentin à bonne dose mais qui sera sans effet. Or, d'habitude, ce traitement se révèle d'une excellente efficacité dans la plupart des infections de ce type. Le passage à une antibiothérapie plus forte à laquelle le médecin ajoute de la cortisone reste insuffisant.

L'auriculothérapeute ne comprend pas pourquoi la patiente ne répond pas mieux au traitement de son confrère. Il cherche et interroge celle-ci dans toutes les directions possibles. C'est alors qu'elle lâche : « *Mon père est mort des poumons à quarante-sept ans et j'ai le même âge que lui ; vous savez, je l'ai toujours entendu tousser et je me pose des questions* ».

Après un traitement par auriculothérapie tenant compte de cette angoisse et l'adjonction de cuivre et de zinc à bonnes doses (oligothérapie), la patiente s'est rétablie rapidement.

Cette association au décès de l'un de ses parents est quelque chose de très anxiogène. Cette anxiété est génératrice de pathologie similaire à celles des parents au-delà des prédispositions génétiques. Une sorte d'imitation issue de la fidélité affective s'ajoute à cette anxiété et oriente les futures maladies de l'enfant. Je me souviens d'un patient qui, de façon identique à cette dame, a commencé à se plaindre de douleurs au niveau du pancréas, précisant lui-même avec insistance que son père était décédé d'un cancer du pancréas.

Ce brave monsieur a fini par être hospitalisé en urgence et « fouillé » méticuleusement par tous les examens possibles. Rien, rien ! Sauf une toute petite tache mal définie sur le scanner abdominal qui n'inquiétait pas les médecins et qui, surtout, n'expliquait absolument pas les douleurs ressenties par le patient. Pour ce dernier, cette petite image mal définie était bien sûr de très mauvais présage et expliquait ses douleurs incontrôlables.

Une dame de cinquante-cinq ans est sous antidépresseur et benzodiazépines depuis longtemps. L'acupuncture va permettre de les arrêter. Elle sera combinée à un effet placebo dû à l'excellente relation médecin/malade… Son équilibre psychosomatique reste précaire malgré un désir incontestable de trouver le bonheur dans sa vie. Le moral est fragile et elle présente différentes douleurs ostéoarticulaires qui viennent puis qui partent ; elle se plaint également d'une gêne fréquente dans la gorge comme une boule, parfois même des envies de vomir et une oppression thoracique. La patiente révèle au médecin qu'elle a eu une enfance pourrie avec une mère qui la frappait et lui répétait « tu n'es bonne à rien ».

L'auriculothérapie la soutient nettement sans pour autant la libérer de toutes ses tensions. Le travail avec les poupées russes (voir ci-après) l'aide également à se revaloriser à ses propres yeux. Elle se sent plus forte, prend la décision de changer de travail et de déménager sur les bords de la Loire. Le médecin propose dans cette évolution favorable quelques séances d'hypnose qu'elle accepte. Après une des séances, lors du retour à la réalité ambiante, elle signale une boule dans la gorge comme quelque chose qu'elle ne peut avaler. Le médecin la fait repartir dans une hypnose légère en lui demandant si cela a la taille d'une dragée ?

PATIENTE : Oui, docteur, comme une dragée.

DOCTEUR : Une dragée au chocolat ou à l'amande ?

PATIENTE : Elle n'a pas de goût.

DOCTEUR : C'est une dragée rose, blanche ou bleue ?

PATIENTE, lentement : Une rose.

DOCTEUR : Pouvez-vous la sucer davantage ?

PATIENTE : Oui… elle est au chocolat.

DOCTEUR : Elle devient plus petite, très petite, pouvez-vous l'avaler maintenant ?

PATIENTE en simulant une déglutition : oui, elle est partie.

Le médecin la fait à nouveau revenir à elle et la boule a tout à fait disparu, elle se sent libérée de cette gêne qui durait depuis si longtemps. Le médecin se souvient alors que, lors de cette séance, il a omis de donner la suggestion : *et vous pouvez avaler si vous le désirez.* Cet oubli a probablement accentué la gêne pharyngée. Lors de l'induction de l'état hypnotique, on observe souvent chez le patient des mouvements de déglutition ou de salivation. Il est important que le médecin le guide dans une réaction adéquate pour son confort et ratifie ce geste de déglutition : *vous pouvez avaler comme cela, c'est très bien.* Le patient hypnotisé manque d'initiative et est souvent ralenti dans ses réactions musculaires. Il faut l'orienter dans sa détente. Dans ce cas-ci, cet oubli a sans doute augmenté la gêne de la patiente pour la diminuer ensuite par la suggestion de la dragée au point de la faire disparaître définitivement. Donc la pilule est bien passée... Cet exemple simple montre l'excellente complémentarité de l'hypnose médicale et de l'auriculothérapie.

Exemple de libération émotionnelle rapide sous auriculothérapie. Une dame de quarante-trois ans consulte pour la deuxième fois en auriculothérapie à deux mois d'intervalle. Elle signale avoir ressenti un net bien-être dès la première séance. Le soir de cette première consultation, elle s'est mise à pleurer beaucoup car un souvenir très douloureux a ressurgi de ses mémoires inconscientes. Elle a revu son père qui avait voulu l'étouffer dans sa petite enfance avec un coussin sur la tête, agacé par ses pleurs. Dans les jours qui ont suivi cette consultation, la patiente a ressenti une certaine tristesse et un sentiment d'abandon. Au fil des semaines, cela s'est atténué et les gênes qu'elle ressentait au niveau de la gorge au point de modifier sa voix ont quasi disparu. La patiente relatera plus tard une bonne évolution dans la perception de son vécu et une franche libération émotionnelle.

Une infirmière de trente-huit ans consulte pour plaintes diverses : douleurs abdominales, céphalées, envies de pleurer, insomnies, douleurs hémorroïdaires. Après les deux premières séances, ses symptômes diminueront sensiblement. En plus des points auriculaires en rapport direct avec les symptômes signalés, j'ai également placé quelques aiguilles sur les zones des blessures psychiques. En effet, il y a un an, sa famille lui a révélé qu'après sa naissance, elle avait été placée chez une tante car son grand-père (qui vivait avec ses parents) venait d'être atteint de tuberculose. Elle n'a reçu que peu d'affection de la part de ses parents et lorsqu'elle voyait son frère ou sa sœur sur les genoux de son père, elle avait toujours d'abominables craintes car elle-même avait subi des attouchements à l'âge de huit ans. Après cinq séances d'auriculothérapie réparties sur une année, cette charmante dame confirmera une nette diminution des différents symptômes. Son passé lui apparaîtra plus lointain et elle se sentira « *plus légère, juste le poids des aiguilles* », dira-t-elle en souriant…

Une charmante secrétaire fatiguée avec un moral un peu dans les talons (côté cœur, c'est pas terrible) consulte en urgence pour une éruption violente d'herpès labial. Deux ASP pour le moral et trois pour son herpès suffisent pour stopper net l'évolution et faire régresser beaucoup plus rapidement que d'accoutumée son gros bouton !

Ces placebos qui dérangent

Une dame de quarante et un ans est opérée d'une tumeur maligne, un sarcome, du fémur gauche. Elle supporte très mal ses chimiothérapies. Les vomissements et les nausées l'épuisent fortement. Elle est originaire du sud-ouest de la France. Lors d'une cure de chimiothérapie, sa famille vient lui rendre visite à l'hôpital et ne trouve rien de mieux que de lui apporter du Roquefort et du foie gras. La patiente les mange avec gour-

mandise, refoulant la culpabilité de cet excès dans le bureau des infirmières. À juste titre car elle les digéra très bien ! « *C'était si bon de retrouver le goût et les odeurs de ce Roquefort et de ce foie gras car, dans mon enfance, j'en mangeais tout plein chez ma grand-mère que j'adorais et qui m'a éduquée* », *dira-t-elle avec le sourire d'une bienheureuse… Utilisons donc la sensorialité de nos patients pour faire passer la pilule plus aisément.*

Les études sur l'effet placebo révèlent la puissance (parfois spectaculaire) de l'autosuggestion. Il est évident qu'une technique médicale, quelle qu'elle soit, qui tient compte de la personnalité et de la sensibilité du patient peut voir son efficacité augmentée. L'effet placebo est toujours présent; la force de son influence varie d'une situation à l'autre et il est impossible de l'écarter ou de la mesurer avec précision. Le chercheur qui prétend en être capable prétend par la même occasion pouvoir déconnecter le cerveau limbique, ce qui est absolument impossible, vu ses innombrables connexions avec le reste du système nerveux.

Le terme placebo sous-entend que l'état d'un patient peut être amélioré sans lui donner un traitement médical ou chirurgical réel. Les études faites pour valider un médicament proposent toujours une comparaison entre le pourcentage d'amélioration avec et sans la molécule étudiée dans le comprimé qui est donné au patient. Ce mot a souvent été employé avec beaucoup de mépris. Une attitude scientifique implique beaucoup de rigueur, mais aussi une grande ouverture d'esprit et un sens aigu de l'observation, c'est-à-dire pouvoir accepter des guérisons que les connaissances actuelles, constamment limitées par notre ignorance de l'inconnu, ne permettent pas d'expliquer. Ceci invite à une humilité intellectuelle. Or l'attitude de nombreux scientifiques est de nier ou rejeter ce qui va au-delà du savoir du moment ; ils font preuve aujourd'hui de la même intolérance que les autorités médicales qui avaient tenté de ridiculiser Pasteur ou tant d'autres avant lui.

Voici une remarque géniale d'Albert Einstein : *l'imagination est plus importante que le savoir.* Si pouvoir prouver et démontrer une action thérapeutique donnée reste indispensable au progrès médical, la curiosité, l'intuition et l'imagination sont autant d'éléments essentiels dans le progrès scientifique. L'inconnu fait peur et oblige à une certaine humilité et à de la tolérance. C'est bien de ce côté-là que se trouvent les portes des nouveaux horizons.

Nous avons à l'heure actuelle un nombre incroyable de diplômés des hautes écoles, mais le monde n'a jamais été dans un tel désordre, au bord de catastrophes écologiques et sociales sans précédents. Le bon sens ne s'apprend effectivement pas à l'école. Par l'intellectualisme, un homme peut passer du temps avant de voir les dégâts et les erreurs de ses élucubrations mentales. Par contre, le menuisier qui construit mal sa chaise en verra vite les effets désagréables.

Les réalités matérielles se contournent d'autant plus facilement qu'on s'en éloigne, mais tôt ou tard on finira par s'y heurter. Le nombre de théories en tous genres qui volent régulièrement en éclats, relève de l'absence de bon sens et du manque d'observation des réalités auxquelles l'homme ne peut se soustraire.

Ainsi, un des arguments dénigrant l'homéopathie, c'est de la limiter à un « effet placebo ». Puisque de toute évidence, c'est l'équivalent d'une tasse de thé versée dans la Seine au pont Neuf et recueillie au pont de l'Alma, l'homéopathie ne peut s'expliquer que par cet effet placebo !

La première remarque à ce stade serait de dire que si l'effet placebo peut suffire à lui seul pour guérir des patients qualifiés de plutôt « psy », il serait bon de l'utiliser au mieux pour leur bien-être (et par la même occasion celui de la sécu). On peut toutefois s'étonner de la bonne réactivité des enfants à l'homéopathie ou de son succès en médecine vétérinaire… Tout aussi curieux sont les budgets considérables mis en œuvre par les firmes pharmaceutiques pour le marketing et la dynamique publicitaire en matière de médicaments. Si l'effet placebo peut favoriser une guérison, il est un outil thérapeutique intéressant, et ce serait une erreur de s'en priver, une bêtise de le mépriser, car il doit bien y avoir un mode d'action à un certain niveau.

« Placebo » signifie en latin « je plairai » ! Est-ce si compliqué de comprendre, à la lumière du cerveau limbique, que déjà la tête du médecin ou encore, dans une moindre mesure, la couleur du comprimé ou de la boîte, peuvent influencer l'efficacité d'un traitement ? L'effet placebo est une arme thérapeutique que tout médecin doit pouvoir utiliser avec subtilité et prudence. En effet, la suggestibilité du malade peut déboucher sur des conséquences désastreuses. Une parole peut stimuler, comme elle peut littéralement briser le malade. Il ne faut jamais oublier que le corps humain possède toute une série de mécanismes de régulation et de guérison. Souvent, le médecin ne fera que donner un coup de pouce au patient qui le consulte en favorisant le retour à la normalité. Vu que la motivation à guérir de ce dernier est primordiale, il est bénéfique de « caresser » le cerveau limbique dans le bon sens car la motivation, c'est de nouveau chez lui que cela se passe. Comme nous l'avons dit, le médecin se trouve des deux côtés du bureau !

Un article fort intéressant de la revue *Sciences et avenir* de novembre 2005, intitulé *Pourquoi l'esprit guérit le corps*, relate différentes études sur cet effet placebo. Ainsi, lors d'une recherche visant à visualiser l'effet placebo par le PET scanner chez des volontaires préalablement soumis à des brûlures légères, des chercheurs de l'institut Karolinska de Stockholm ont pu mettre en évidence l'activation d'une zone cérébrale identique dans les trois groupes d'expérience, à savoir le cortex cérébral cingulaire antérieur. Les sujets du premier groupe avaient reçu un antidouleur dérivé de la morphine, ceux du deuxième, un placebo, et ceux du troisième, rien. Par les techniques du PET scanner et de l'IRM fonctionnelle, on a pu observer que, face à une douleur, le seul fait d'imaginer le soulagement par un médicament active déjà des récepteurs opioïdes (antidouleurs) dans le cerveau, les mécanismes déclenchés sont tout à fait identiques à ceux induits par les vrais antidouleurs.

Le placebo révèle donc l'utilité de « plaire » au patient, ce qui va majorer la conviction de la guérison « dans » la tête de celui-ci. Dès lors, une interaction positive naît dans la relation médecin/malade. Il s'agit d'un couple dynamique avec des échanges réciproques basés sur une communication qui va bien au-delà des apparences et des paroles. Le médecin cache derrière son tablier toute une personnalité, une expérience personnelle de la vie professionnelle et privée ; le visage, les gestes, l'habillement du patient, etc., sont autant d'éléments susceptibles de réveiller en lui une ébauche de réactions émotionnelles qu'il masquera la plupart du temps. Le patient lui aussi, en fonction des apparences du médecin et de l'atmosphère du bureau, va avoir une première décharge émotionnelle plus ou moins bien contenue. Il a le pouvoir apparent de « jouer la carte de la victime », ce qui donne à certains d'entre eux une sorte de laissez-passer à la revendication.

Le patient peut être sensible à la compétence que semble posséder le médecin, comme il peut d'abord être touché par la sympathie que celui-ci lui témoigne. Ce qui est certain, c'est que l'empathie du médecin à l'égard du patient aura toujours une influence positive sur la relation du couple médecin/malade. Cette empathie est un travail constant que le médecin doit garder à l'esprit, cela fait partie de son développement personnel. Il en résultera une meilleure acceptation du traitement et beaucoup moins de résistance de la part du malade. De même, le respect que le patient peut montrer à l'égard du médecin et de son travail peut motiver ce dernier à entrer dans cette relation positive, et donc à sortir de la technicité apparente, des automatismes médicaux qui poussent à offrir une médecine déshumanisée.

Cela plaît de moins en moins aux malades, et il est évident que bon nombre de praticiens des médecines douces bénéficient du manque d'écoute que les malades ont eu à subir. Le pire, c'est que ce manque d'écoute se retrouve même dans le cas de plaintes physiques élémentaires, pourtant bien utiles au diagnostic ou à la poursuite des investigations. *« Je l'ai dit au docteur, mais il a fait comme s'il n'avait rien entendu »*. La déshumanisation de la médecine traditionnelle est une raison considérable du succès des médecines douces. Lorsqu'un geste médical douloureux est posé froidement sans ce lien empathique tellement nécessaire à la plupart des patients, il sera vécu comme une véritable agression néfaste pour le rétablissement.

La communication médecin/malade implique le regard, l'écoute, mais aussi le toucher, or bon nombre de médecins ne touchent plus leurs malades.

Un jeune homme de vingt ans consulte son rhumatologue pour des douleurs au genou sans notion de traumatisme. Après de multiples investigations par imagerie médicale, il subira plusieurs infiltrations intra-articulaires de cortisone et sera placé sous antidouleurs et anti-inflammatoires. Il en subira les nombreux effets secondaires et choisira alors de consulter un médecin ostéopathe. Celui-ci découvrira une anomalie de la voûte plantaire d'un pied et des troubles au niveau des chaînes musculaires. La prescription de semelles adéquates, quelques séances d'acupuncture et de rééquilibration des chaînes musculaires ont permis à ce patient de retrouver très vite une activité sportive digne de son âge, après une année de galère…

Cette petite anecdote ne fait que refléter ce manque tellement fréquent, pour ne pas dire systématique, d'observation. Les jeunes médecins pensent que la technologie suffit à une fine analyse du patient. Il serait quand même temps de se rendre compte de la limite de tous ces examens… Ce qui signifie qu'en aucun cas le médecin ne peut se dispenser d'un examen clinique minutieux et d'une anamnèse détaillée.

Ainsi, par exemple, combien de patients ne souffrent pas du dos sans pathologie arthrosique ou disco vertébrale particulière ? Combien de personnes bien portantes ne sont-elles pas atteintes d'une hernie discale qu'elles ignorent ? Quel est le médecin généraliste qui n'a jamais été confronté à deux avis contraires au sujet d'une sanction neurochirurgicale à prendre et s'appuyant pourtant sur les mêmes examens ? Comment peut-il aider son patient lorsqu'à la lecture d'un scanner ou d'une IRM, le neuroradiologue a diagnostiqué une hernie discale et que, sur la base de ces mêmes clichés, le neurochirurgien a infirmé ce diagnostic ? Jamais sur un protocole d'imagerie on ne verra : « état de contracture musculaire paravertébrale sévère » et pourtant combien ces tensions peuvent-elles être source de douleurs intenses ?

Alors voici à ce sujet un bel exemple de ce dont le cerveau est capable : un jeune notaire doit passer une visite médicale à l'armée en vue de son incorporation au service militaire, ce qu'il veut à tout prix éviter. Pour ce faire, il se renseigne auprès de ses amis médecins sur ce qu'il serait possible de simuler comme maladie. On lui conseillera de simuler une pathologie sciatique. Après une bonne mise en condition pour cette visite, il se rend le jour venu au service médical de l'armée. Il joue son rôle de malade imaginaire à la perfection et fut donc directement déclaré inapte au service militaire. Mais il le joua tellement bien que, malgré son immense joie, lorsqu'il arriva chez lui, il fut totalement incapable de sortir de sa voiture, tellement il avait mal au dos… S'il s'agit ici d'un effet « nocebo » plutôt que placebo, il montre à quel point la motivation est capable d'influencer le fonctionnement de l'organisme.

On le voit donc, le terme de « placebo » va plus loin que la simple influence de la tête du médecin ou de la couleur du comprimé. L'idée que le patient se fait du traitement proposé déclenche des mécanismes neuronaux favorables et allume des sites nerveux identiques à ceux allumés par les drogues données. Ces centres nerveux se retrouvent particulièrement au niveau du cerveau limbique qui joue un rôle primordial dans la motivation.

Ici encore, une petite diversion mérite d'être faite pour parler du syndrome PAP (Perte de l'Autoactivation Psychique). Cette pathologie montre des patients parfaitement normaux qui perdent brutalement toute leur motivation à faire quoi que ce soit. C'est l'histoire d'une dame qui prend son bain, vide la baignoire et reste encore assise dedans deux heures sans bouger malgré la sensation de froid ; un homme qui reste quarante-cinq minutes la main sur la poignée de sa tondeuse à gazon, debout, sans bouger ; une patiente de l'hôpital de la Timone à Marseille, sévèrement brûlée jusqu'au deuxième degré, qui était restée plusieurs heures allongée sur la plage, sous un soleil torride, sans éprouver la moindre envie de bouger ; un père qui retrouve sa fille de dix-huit ans assise sans bouger depuis deux heures devant les pommes de terre qu'elle était censée éplucher. Les anecdotes illustrant la PAP sont nombreuses. Il semblerait que dans le cerveau tout se passe comme si le système limbique était court-circuité et que les influx nerveux venant de l'environnement ne passaient plus par lui.

On est donc en droit de s'interroger sur la puissance du cerveau émotionnel et motivationnel. Que peut-il se produire lorsqu'à l'inverse des situations décrites au paragraphe précédant, il sera favorablement stimulé ? Comment « muscler » ce cerveau ? La clé de la réussite est tout autant celle de l'intensité de la motivation, de la puissance de la conviction que celle d'un niveau intellectuel élevé. Le temps du quotient intellectuel (QI) strict est donc complètement dépassé, mais celui d'un quotient émotionnel (QE) devient indispensable.

Voilà donc ce que le terme placebo peut renfermer, à savoir la partie visible de l'iceberg limbique pouvant faire couler le Titanic de l'orgueil intellectuel qui méprise la dimension profondément humaine de l'homme.

Au risque d'énerver une fois encore les « anti », le Christ devait avoir une fameuse connaissance de cette « placebothérapie » lorsqu'il affirmait : *« C'est ta foi qui t'a sauvé »* ou *« La foi déplace des montagnes »*. Il parlait de la puissance de la conviction et de la motivation du patient. Le Christ invite à un développement personnel de cette faculté de croire. Avec lui, la limbologie commence, car s'il est capable de susciter une foi aussi puissante chez ses miraculés, c'est en raison de son rayonnement, de son regard pénétrant, totalement pur qui sonde sans mépris, mais avec une tendresse infinie, le cœur du cerveau humain.

Les miracles du Christ et de différents saints s'expliquent au moins en partie par cette action limbique qui vient bousculer des mécanismes neurophysiopathologiques installés au profit d'une rééquilibration des différents systèmes organiques d'autant plus spectaculaire que la foi du patient est forte. Cette facilité déconcertante, que Jésus avait de guérir, a de quoi irriter les hauts gradés de la connaissance intellectuelle qui essaient à présent de posséder la connaissance limbique. Cette capacité de guérison nécessite d'abord une haute élévation spirituelle ainsi qu'un regard d'amour sur son prochain, un regard imprégné de liberté, d'accueil, de profonde générosité, de gratuité et d'une bienveillance considérable, au-delà de toutes les apparences. Il dépasse tout jugement et « ouvre » le malade qui lâche prise et consent à se « livrer » tel qu'il est. C'est le temps de la libération et à ce moment précis de rencontre intime et libératrice, le miracle devient possible.

Les dangers futurs seront de vouloir enfermer la connaissance limbique dans les connaissances intellectuelles ou de vouloir manipuler davantage les honnêtes gens par le biais de leur fragilité et de leur vulnérabilité émotionnelles. Les agences de publicité et de marketing connaissent cela mieux que les médecins. La technique est hélas davantage avancée pour utiliser le versant limbique du cerveau plus à un niveau commercial qu'à un niveau médical.

Dans ce monde malade du manque de vraies valeurs, malade du manque d'humanité, va-t-on enfin voir s'élever des « Mozart » capables d'enchanter et de rééquilibrer notre prodigieux cerveau limbique qui attend de plus en plus les chefs d'orchestre de l'harmonie? La baguette qui fait vibrer les limbes s'appelle l'amour, car cette partie intime de notre être est créée pour lui. En langage plus médical, le cerveau est génétiquement préprogrammé pour l'amour! Depuis des millénaires, les hommes et les femmes de cette planète chantent leurs odes à l'amour et les enfants rêvent de tendresse, exprimant dans l'innocence de leur esprit les appels vibrants de l'âme humaine. Bien sûr, on ne peut le disséquer ou le biopsier. Il n'y a que les idiots et les atrophiés limbiques qui refuseront cette réalité fantastique. Les virus limbotoxiques détournent le cerveau de sa vraie destinée : l'unité avec ses frères.

Le cerveau humain est aujourd'hui en principe assez développé pour dépasser les instincts qui peuvent le conduire à sa propre perte. Les tout grands prophètes de la paix qui ont traversé les temps et les civilisations ont suffisamment montré et ouvert de voies sur le chemin de

l'édification de l'être humain! Oui, nous sommes pro-
grammés génétiquement pour l'amour, et ce, dès le plus
jeune âge. Le nouveau-né qui sera privé d'attentions et
d'affection ne suivra pas une évolution normale et
régressera. Dans ce sens, on peut juger de la puissance
de la marque maternelle à ces deux exemples suivants :
combien de fois des soldats américains puissamment
armés n'ont-ils pas crié « maman » dans la jungle du
Vietnam lorsqu'ils étaient pris de panique? Ou encore,
combien de personnes âgées très amoindries quant à
leurs facultés intellectuelles, n'appellent-elles pas leurs
enfants ou l'infirmière qui passe par « maman ».

Alors, dans nos sociétés où la violence s'accroît, il est
urgent de reprogrammer nos cerveaux avec cette tendresse dont il a tant besoin pour progresser sur le chemin de l'unité. Quelle merveille quand on pense que
nos gènes contiennent l'information qui peut nous
conduire vers l'harmonie des relations humaines. Aussi,
il serait bon de garder comme devise : *« Placebo au cerveau des patients! »*

La santé dépend d'une bonne oxygénation, d'une
hydratation adéquate, d'une alimentation saine et équilibrée et d'un apport suffisant de tendresse et de reconnaissance.

C'est nerveux, c'est dans la tête !

Voici un exemple parmi tant d'autres de ce que l'on
peut trouver dans une tête :

Madame S., quarante ans, peu loquace et même plutôt méfiante au premier abord, consulte pour des vertiges positionnels et une fatigue importante. L'entrevue dure une demi-heure, traitement compris. Tous les antécédents médicaux, chirurgicaux et familiaux sont établis selon l'anamnèse médicale classique. Son père, gros fumeur, est décédé à cinquante-huit ans d'un cancer bronchique. Il était aussi alcoolique. Madame S. a très mal vécu ce décès en raison de tous les non-dits qui existaient entre elle et lui. Il lui faudra des années pour s'en remettre. Sa mère vit toujours, mais elle n'a aucun contact réel avec celle-ci et en souffre beaucoup. Quand elle va chez sa mère, celle-ci lui parle de ses frères et sœurs, des connaissances, de tout et de rien, mais jamais elle ne s'intéresse à sa fille, à sa situation, à ses soucis et à toutes ses difficultés. Cela a toujours été ainsi.

À dix-neuf ans, madame S. rencontre un garçon, quinze jours après, elle tombe enceinte. Elle veut garder l'enfant. Sa mère entend la conversation téléphonique avec le médecin et apprend la chose. Elle dira à sa fille : « *Tu gardes ça pour toi, tu te débrouilles avec* ». Son compagnon, refusant cette grossesse, lui donnera brutalement de l'argent pour qu'elle se fasse avorter. Le gynécologue qui a pratiqué l'IVG la culpabilisera. Avide d'affection et de reconnaissance, elle se mariera finalement avec ce compagnon, l'unique de sa vie. Hélas, elle n'en fut pas davantage reconnue, ni par celui-ci, comme elle ne le fut pas, ni par ses parents ni ses professeurs.

Il y a deux ans, son mari a fait une chute violente nécessitant de nombreuses interventions chirurgicales avec nécroses osseuses et greffes successives. Il se retrouve dans l'incapacité de bouger et s'intéresse toujours moins à la famille, refuse de se prendre en charge au niveau des douleurs terribles qui l'accablent.

Enfin, l'an dernier, un de ses trois enfants a été pris lui aussi de douleurs terribles dans un bras. Radiographie, scanner et IRM ont fait diagnostiquer un sarcome osseux nécessitant une biopsie osseuse, geste dangereux. Devant l'adolescent, le chirurgien lance brutalement : *« Tumeur cancéreuse. J'en ai eu deux dans ma pratique, l'un est mort et l'autre, amputé, vit toujours »*. La biopsie a heureusement infirmé ce diagnostic pour révéler une infection sévère de l'os par un staphylocoque. Avec tout cela, madame S. est à bout et présente des vertiges dont les explorations ne donneront rien…

Conclusion ? Écoute, tolérance, humanité, tact, bienveillance, accueil, gentillesse, patience, autant de mots qui auraient pu avoir toute leur place chez les parents, le mari et le chirurgien de son fils à l'égard de cette dame hypersensible au regard lumineux, incapable de dire non aux autres et se regardant avec dégoût dans le miroir de la salle de bains. Accorder de l'estime spontanée à une telle personne, c'est déjà un geste thérapeutique. Utiliser ses convictions religieuses, chrétiennes dans le cas présent, peut l'aider à se réconcilier avec elle-même. On peut par exemple lui rappeler que son Jésus a dit : *« Aime ton prochain comme toi-même »* et qu'elle a peut-être oublié ce *« comme toi-même »* ? S'aime-t-elle ? Ne peut-elle pas devenir une très bonne amie pour elle-même ?

Un minimum de connaissances en la matière peut être profitable dans la relation avec le patient. Prêter une oreille attentive, montrer qu'on est interpellé par ses peines et proposer chaleureusement quelques conseils soulagent déjà les limbes du cerveau. C'est déjà un pas scientifique vers la guérison car il tient compte de la composante cérébrale limbique. Ajouter à cela six à sept aiguilles auriculaires et combien d'examens, de consultations et de traitements pourront être évités ? On comprend dès lors que cette attitude scientifique qui vise à intégrer la limbologie par l'auriculo et par l'accueil du patient dans sa globalité, puisse déranger les mentalités mercantiles, sectaires ou prétentieuses !

Autre exemple : madame H., âgée de soixante-dix-neuf ans, consulte pour des douleurs importantes aux chevilles depuis une opération de mise en place d'une prothèse totale du genou droit, précise-t-elle. « Dans la tête », voici ce que je trouve : un viol à l'âge de vingt ans duquel est né un enfant qui décédera à l'âge de dix-huit mois. Elle est l'aînée de seize enfants, ce qui implique l'absence de considération de son cas d'autant plus que ce viol met en cause une personne proche de ses parents. Elle-même a eu huit enfants dont un sera tué à vingt-trois ans dans un accident ; son mari est décédé il y a treize ans après quatre infarctus du myocarde et un quintuple pontage aortocoronarien parfaitement réussi mais duquel il ne se réveillera pas ; une de ses filles a un enfant trisomique (qualifié de déchet génétique par certains). Cette fille habitait jusqu'à il y a peu à trois cents mètres de chez elle.

Pour en revenir à son opération du genou droit, madame H. ne me signalait aucune douleur après celle-ci, seulement des vertiges qui lui valurent une chute avec fracture du poignet droit. On pourrait alors dire que ses douleurs violentes aux chevilles, dont elle me fait part six mois après son intervention, sont dues aux modifications, mêmes minimes, que peut entraîner ce type d'opération au niveau des angulations des différentes articulations des membres inférieurs. Cela arrive, et c'est bien logique vu la complexité de la statique et de la dynamique du corps humain.

241

Pourtant, dans le cas présent, c'est très probablement l'annonce du départ de sa fille qui provoque une « amplification limbique » des douleurs de chevilles, jusque-là non évoquée. Bien plus que d'éventuels antidépresseurs, cette dame a besoin d'un peu d'écoute et de quelques sourires cordiaux pour égayer ses journées lourdes de souvenirs douloureux. Cela ne se prescrit pas sur une ordonnance et la tendresse n'est plus vraiment un mot à la mode…

« Le point de vue du neurobiologiste est donc clair : l'amour ne rend pas seulement heureux, mais aussi doux et courageux (les individus sont moins sensibles à la peur)… Depuis peu, les grands dépressifs bénéficient de thérapies consistant à inhiber l'activité de cette région cérébrale (lobe frontal antérieur droit) par de puissantes impulsions magnétiques. L'amour pourrait remplacer avantageusement ces traitements, mais il n'est pas prescrit sur ordonnance. »
(Cerveau et psycho n° 2, juin août 2003, pages 46 et 47, *les aires du désir).*

Pas d'amour sur ordonnance pour mademoiselle D, âgée de cinquante ans, angoissée, stressée et dépressive depuis ses quinze ans, non, pas d'amour pour cette femme qui se complaît dans ses souffrances. Seulement voici, D., à vingt-deux mois, est tombée dans une marmite d'eau bouillante, projetée par le chien avec lequel elle jouait. Pas de téléphone dans sa campagne perdue… Brûlée au troisième degré, elle restera une semaine entre la vie et la mort. Pendant un an, ce petit enfant réveillera ses parents toutes les nuits, nuits où se succèdent douleurs, prurit et cauchemars. La vue des blouses blanches est une horreur pour elle. À sept ans son père, très câlin, est victime d'un accident de la route dont il décède deux ans plus tard. À vingt-deux ans, elle devient migraineuse.

Elle me consulte à cinquante ans, célibataire, vivant seule avec un profond mal-être. Je ne ressens aucune complaisance de sa part dans ses souffrances, auquel cas je peux devenir très ferme, voire glacial. Par contre, je perçois une immense tristesse, celle dans laquelle un enfant peut être plongé pour longtemps parce qu'il est mis à part, parce qu'il sera en quelque sorte hors course, parce que tout simplement, en termes d'informatique cérébrale, son cerveau n'a pu métaboliser, digérer, intégrer une somme d'informations sensorielles qui dépasse ses capacités de gestion.

Et la résilience, me dira-t-on ? Cette faculté « de rebondir » est certes variable d'une personne à l'autre mais elle peut se décupler par la puissance de l'amour reçu, un amour reçu ici ou là au gré du « hasard » des rencontres. Un accueil empreint d'une profonde tendresse, un verbe et un regard pénétrés de la reconnaissance du cœur peuvent libérer d'un programme informatique cérébral ingérable et mobiliser dès lors la résilience potentielle du patient.

J'espère avoir pu apporter un baume de bien-être à cette patiente lors de cette première consultation, j'espère par mes aiguilles et mes paroles lui avoir apporté un nouveau souffle dans sa vie… Ce que je sais, c'est qu'en sortant du cabinet elle m'a exprimé, avec une telle délicatesse, toute sa reconnaissance que je n'ai pu répondre que par le silence du cœur et la chaleur d'une poignée de main.

Ce soir-là, joyeusement ému, je me suis senti en phase et en paix dans cette magnifique vocation qu'est la médecine, une médecine de la santé, une médecine de la vie, une médecine de l'amour…

Zizou pète un câble?

Un coup de boule limbique!

La réelle connaissance du système nerveux limbique se vit, elle ne s'étudie pas. Son analyse stricte par l'IRM fonctionnelle relève du cerveau cognitif. Il ne s'agit là que d'une connaissance intellectuelle insuffisante pour comprendre les éléments de l'univers dans leur globalité et leur essence profonde. *« Pour comprendre, il faut aimer »*, disait Pascal.

Il existe en permanence un équilibre entre le cerveau intellectuel et le cerveau émotionnel. À chaque instant de la vie nous régulons nos affects par la raison et cela fait partie de l'éducation de ne pas céder à chacune de nos décharges émotionnelles brutales. Par ailleurs, sans cette coloration émotionnelle de la vie, celle-ci serait bien monotone et insipide.

Alors, analysons ce bel exemple de déconnexion apparente du cerveau « raisonnable » sous l'impulsion d'une décharge émotionnelle intense. Apparente, car personne ne peut dire à quel point ce coup de tête sur le thorax de Materazzi a pu être brièvement réfléchi, personne sauf peut-être Zidane lui-même. Ce qui est sûr lors de cette coupe du monde de football, c'est que ce Materazzi a gagné sur toute la ligne. Il cherchait à toucher et à déstabiliser ce merveilleux dieu du foot et par là même toute son équipe. Il n'aurait pas pu mieux réussir, au point de donner ainsi la victoire à l'Italie et une sortie de coupe du monde et de carrière par un carton rouge à l'encontre de celui qu'on rêverait tous d'avoir pour frère.

Bien sûr, des victoires qui s'appuient sur des propos vulgaires, crasseux et immoraux ne sont que de piètres victoires teintées de la bassesse des lâches qui n'ont pour dernière arme que de la crasse en bouche. Le « coup de boule de Zizou » est celui de la noblesse de cœur franche et sincère, celle qui faisait dégainer nos ancêtres lorsqu'ils se sentaient blessés dans leur honneur et l'amour des leurs. Personnellement, qu'un homme de ce siècle soit capable de faire passer son honneur et celui des siens avant la gloriole, fût-ce même en coupe du monde, a quelque chose qui me plaît et qui me rassure. Tout comme la réaction du peuple français qui garde son affection pour son idole et lui accorde spontanément son pardon. Il garde le sang chaud et généreux. Zizou est tout simplement bien plus qu'une idole, car une idole tombe très facilement dans les oubliettes du mépris accordé aux perdants. Il est un dieu du sport au visage humain. C'est ce qui attache au point de faire accepter cette défaite relative alors que les Français rêvaient au plus haut point de cette coupe et évidemment, Zizou lui-même aussi. Sans aucun doute il était le premier à rêver de cette victoire par amour des siens, des enfants, de la France, de lui-même et de ce foot qu'il a honoré avec tant de force, d'élégance, d'intelligence et de précision.

Au vu des rétrospectives retraçant la carrière de ce champion, quelle extraordinaire mobilité et précision dans les déplacements, les passes et les frappes. Que l'on m'excuse ici une déviation professionnelle, mais je dis également quelle merveille, ce cerveau qui permet une telle commande et un tel contrôle de l'activité musculaire, et quelle motivation « limbique » qui stimule un tel travail.

Alors peut-on croire que Zidane donne aussi facilement à ce Materazzi ce qu'il voulait, à savoir le déstabiliser et par là toute son équipe ? Au risque d'un coup de poing ou d'un coup de tête, la victoire justifiait bien aux yeux de ce joueur des propos vulgaires et insultants. Cette dernière carte utilisée, celle de la bassesse, témoignait de la défaite imminente de l'Italie. Privée de son guide, choquée et blessée « limbiquement », l'équipe de France ne pouvait que perdre la précision de ses tirs. Ce soir-là, avant le coup de sifflet final, je suis sorti méditer dans le jardin de ma campagne. En regardant évasivement le ciel rouge du couchant, j'ai été très attristé car les cris de joie et les klaxons ne se faisaient pas entendre dans le village, seulement le murmure d'une légère brise consolatrice.

Évidemment, il y a cette victoire de voir quelqu'un défendre sa famille avant toute chose aussi glorieuse soit-elle, et la victoire de voir des fans qui gardent leur affection intacte malgré la défaite de leur idole, c'est-à-dire qu'il est aimé tel qu'il est avec ses forces et ses points faibles. Zizou a réussi en son pays bien plus que d'être une idole, il est comme un ami, cet ami qui prend douloureusement conscience d'un geste susceptible d'inciter des petits à se donner des coups de tête et à rendre plus difficile le travail d'éducateurs.

C'est là la conséquence épineuse de ce geste, car même si le grand frère dit *« ne fais pas comme moi »*, le petit le fera quand même par identification, tout comme à quinze ans, le jeune adolescent risque de fumer comme son aîné même si celui-ci l'a supplié de s'abstenir. Les mises en garde et les excuses risquent de rester faibles en comparaison de la puissance informative d'un geste venant de quelqu'un qu'on aime, du moins chez des enfants en manque affectif. Cela, Zizou ne le voulait sûrement pas.

Alors comment expliquer un comportement qui va diamétralement à l'opposé de son désir le plus intense, de son rêve le plus profond pour soi et pour tous ceux qu'on aime et qui vous adorent ? Une attitude d'autosabotage ? Cela peut se produire pour différentes raisons, souvent relatives à des blessures d'enfance. Qui peut le dire ? Ce qui est sûr, c'est la démonstration d'une explosion puissante du système nerveux limbique. Faire un bras d'honneur à l'or, aux honneurs et à la gloire auxquels tant d'autres aspirent si péniblement, et cela aux yeux d'une partie de la planète, chapeau, Zidane ! Car c'est avoir préservé l'or véritable, celui du cœur dans l'amour des siens.

Zidane, dans un entretien avec Claire Chazal, a fait référence à « là-haut » ; il est donc ouvert à une dimension invisible qu'il ressent ou pressent. Je pense personnellement que si quelqu'un a une sensibilité spirituelle et un système limbique musclé, il peut aller plus loin dans sa vie, mais cette connexion invisible et cette réceptivité accrue de l'affectif peuvent aussi rendre plus vulnérable à ce type d'attaque qui touche et blesse la dimension affective.

Il peut exister des périodes de fragilité, de vulnérabilité accrue sans compter que, dans la logique des experts des coups bas, il faut s'attaquer aux points faibles des plus forts. Attitude spontanée de Materazzi ou botte secrète cachée de longue date, personne ne le saura. Au haut niveau de la réussite, tous les points faibles de l'adversaire sont analysés. L'amour des siens rend fragile et vulnérable. On protège les richesses derrière des remparts ou dans des coffres-forts. Une fois ces protections franchies, la seule défense qui reste est de contre-attaquer l'envahisseur. C'est le sens de ce coup de tête, mettre à terre un ennemi de la famille. C'est aussi replacer la dignité d'un sportif au centre du terrain ; c'est peut-être aussi un premier geste pour remettre un esprit chevaleresque entre les adversaires.

Hypothèse ou réalité correspondant à certaines mœurs des hautes sphères de blesser lâchement ? Peu importe, car Zidane a montré la puissance du système nerveux limbique et a défendu avec la noblesse du cœur une valeur sacrée à laquelle on ne touche pas : la famille ! À une époque où les enfants sont déchirés au sein même des familles divorcées ou infiltrées par le matérialisme capitaliste qui les manipule, le geste merveilleux de Zidane est un beau témoignage et une grande victoire. Merci Zizou.

Les poupées russes

En voyage à Saint-Pétersbourg, je déambulais entre les échoppes de souvenirs. Séduit depuis mon enfance par les matriochkas, j'en trouvai une bleue, mignonne et souriante avec le reflet de l'innocence, qui me rappelait ma propre naïveté d'autrefois. C'était mon premier voyage en Russie et mon âme s'envolait avec une légèreté incroyable, mon cœur d'enfant se réveillait de toute part malgré mes trente-cinq ans. À cette époque, en 1995, cinq ans après la chute du mur de Berlin, le peuple russe asservi par la dictature communiste commençait à respirer les bouffées d'oxygène du monde libre occidental. Quant à moi, je découvrais et ressentais la profondeur de ce peuple slave avec délicatesse.

Avant mon départ, on m'avait mis en garde contre les risques d'agressions ou de vols, cela m'avait plus qu'énervé… Des hommes d'affaires m'avaient conseillé de ne pas sortir seul après dix-neuf heures. Mais dès le premier soir, je partis seul, sans arme dans ma poche, sans méfiance, sans mépris dans ma tête, habillé simplement et marchant naturellement. Près d'une église, une jeune guide repérant l'étranger aux cheveux noirs et aux yeux foncés, m'avait abordé timidement: Français? Nous avons alors parlé un petit moment. Son charme m'interpellait, sa voix douce et mélancolique avait quelque chose qui dissipait en moi bien des tensions. Elle était jolie et élégante, elle m'avait prié avec insistance de revenir la voir. Mon cœur était déjà bien conquis à ce moment par une de ses compatriotes que j'avais rencontrée trois mois auparavant et avec qui j'avais un rendez-vous incertain trois jours plus tard. Je n'avais donc pas relevé l'invitation de cette guide malgré un moment d'hésitation. Par contre la poupée russe, je l'ai achetée avec empressement.

En ce dernier trimestre 2005, je venais également de commencer ma formation en hypnose éricksonienne du nom de son fondateur Milton Erickson. Cette technique passe par l'apprentissage de la confusion, et cela ne pouvait pas mieux tomber, car j'étais moi bel et bien tombé en confusion sous le charme slave.

De retour chez moi, j'ai déposé la matriochka dans mon cabinet en plaçant les dix petites poupées qu'elle contenait alignées côte à côte par taille croissante. Un soir, après une consultation terminée, comme d'habitude à une heure très tardive, près de vingt-trois heures, je les ai regardées avec une pointe de mélancolie, repensant à mon enfance et j'ai pensé: c'est toi, c'est ta vie, tu es là comme la grande mais la petite vit toujours en toi, remplie d'espérance et d'innocence malgré une vie tumultueuse, riche en rencontres de tous genres. Alors dans mes consultations d'hypnose, j'ai pris l'habitude de prendre les matriochkas emboîtées les unes dans les autres et de demander au patient de les défaire et de les rassembler séparément. Ensuite, en lui montrant les poupées, je demandais au patient où il se sentait et où il voulait être. J'étais frappé de voir comment de simples gestes pouvaient être éloquents sur son état d'esprit.

Un homme de trente-trois ans me consulte. Tout juste sorti de prison, il avait été condamné pour vols de voiture et agressions répétées dans les cafés. Adolescent, il s'était mis à boire à la suite d'un pari avec un moniteur de vacances : un casier de bière s'il osait sauter du haut d'un rocher dans la mer en Bretagne. Il avait gagné son pari et l'alcool ne l'avait plus jamais quitté. Devant les poupées, je lui posai la question :
– Où te sens-tu ?
Il désigna la toute petite.
– Et même avant, dans le ventre de ma mère, précisa-t-il.
À la question :
– Où voudrais-tu être ?
Il répondit pareil. Et il pleura abondamment.

Un homme de cinquante ans aligne les poupées devant lui. Je lui demande :
– Où voulez-vous être ?
– Là, dit-il avec empressement, en pointant du doigt celle d'environ cinq ans.
– Pourquoi celle-là ?
– Parce que j'ai été heureux jusqu'à cinq ans et demi.

– Pouvez-vous prendre cette poupée de cinq ans et demi et l'ouvrir?

– Oui, affirma-t-il en se précipitant pour la prendre et l'ouvrir brusquement.

Ce faisant, il s'exclama précipitamment:

– Ma vie s'est arrêtée là, j'ai vu mon père assassiner ma mère à coups de barre de fer puis courir après moi dans le jardin. Je me suis enfui dans le poulailler, il n'a pas pu m'attraper et il s'est jeté dans la fosse où il est mort asphyxié.

Après de longues minutes de larmes, il expliqua sa vie de cauchemar et d'abandons successifs qui s'ensuivirent. Bien des séances plus tard, je lui ai signifié avec douceur que le temps de sortir du poulailler était venu. Nous avons tous nos poulaillers… à commencer par l'utérus maternel pour certains…

En fait, deux choses m'avaient frappé lorsque j'utilisais les poupées russes dans ma pratique. La première, c'est que peu de gens se sentent vraiment à la place de l'adulte. La majorité désire y arriver, mais se trouve à un stade qui peut aller de la plus petite à l'avant-dernière. La deuxième, c'est la façon différente dont les patients pouvaient ordonner les poupées séparément. Soit sans ordre, soit par ordre croissant ou décroissant, alignées ou non. Un jeune homme de vingt-cinq ans les avait mises en cercle tout simplement parce que c'est ainsi qu'il voyait la société et les rapports entre les hommes. Une femme de trente ans les avait placées ensemble sans ordre précis, mais éloigna nettement celle de sept ans. Lorsque je lui en ai demandé la raison, elle sourit avec étonnement car elle venait de la mettre dans une situation où elle-même s'était trouvée à l'âge de sept ans. À cet âge, elle avait été mise de côté par sa famille.

Un soir, dans un restaurant liégeois du quartier très typique d'Outremeuse appelé « en Roture », j'offris à une amie une ravissante petite matriochka composée de cinq poupées. C'était la plus belle de ma collection. Je lui fis faire le test. Elle rigola, s'embrouilla et, malgré les explications verbales que je lui donnais pour la guider, elle s'y perdit complètement au point de me prier de le faire à sa place. Nous n'avions pas encore bu et je fus quelques instants interpellé par cette incapacité, car il n'y avait que cinq poupées alors qu'en thérapie j'en utilise une qui en contient dix. Cette femme n'avait pas une vision claire de sa propre vie ; complètement à la recherche d'elle-même, elle ne parvenait pas à les rassembler. Plus tard elle me remercia car sa vie avait changé en s'ordonnant davantage. Elle garda les poupées précieusement dans son salon, rassemblées grâce à l'affection et à la douceur reçues…

En général, j'isole la poupée où le patient se sent au moment de la consultation et également celle où il voudrait être. Je les place côte à côte en expliquant par exemple que la grande peut accueillir la petite chez elle avec un verre de jus de fruits, une tasse de chocolat, des gâteaux, qu'elle peut la vêtir au besoin ou mieux, la prendre dans ses bras. L'idée suggérée est tout simplement de prendre grand soin de l'enfant intérieur qui est en chacun de nous, tout comme nous accueillerions un jeune enfant abandonné ou blessé. Selon l'âge des poupées, on peut faire imaginer plein de choses et donner une multitude de suggestions positives. J'explique donc au patient qu'il peut maintenant prendre sous sa protection son enfant profond, l'enfant sage, l'enfant intérieur, l'enfant divin qui est en lui, appelons-le comme on veut. Je lui demande de se regarder dans la glace le matin et le soir en disant à son double : *tu es quelqu'un de très bien, tu es mon meilleur ami et je veux être ton meilleur ami.*

Un jour, j'ai pris un miroir dans mon cabinet pour le placer en face d'une patiente fort jolie qui se détestait. À la vue de son image, elle a détourné la tête violemment en disant: *« c'est horrible je ne peux pas voir cela »*. Alors, j'explique souvent que le médecin est des deux côtés du bureau et que si je l'insulte dans la rue en lui disant: *t'es nulle, t'es moche et vraiment bonne à rien*, cela fait mal, cela blesse et la réaction sera plus ou moins à la mesure de l'attaque. Pourquoi se faire à soi-même ce qu'on ne veut pas qu'on nous fasse? Pourquoi une telle violence envers soi-même? Ce travail de réconciliation et de respect de soi est très important, parfois long et laborieux.

Combien de patientes n'ont-elles pas pleuré lorsque je leur raconte leur propre histoire à travers une petite fille ou une adolescente imaginaire qui vient chercher chez elles la consolation. *Que faites-vous si vous rencontrez une enfant qui vient d'être abandonnée ou maltraitée par ses parents: vous l'accueillez chaleureusement. Aujourd'hui, je vous demande de vous accueillir avec toute la reconnaissance d'une amie pour sa meilleure amie, mieux encore, avec toute la tendresse d'une mère ou d'un père (digne de ce nom) pour son enfant. Et vous savez qu'un vrai parent aime son enfant tel qu'il est.* Ce travail est dur et long, mais cette approche permet régulièrement au patient de changer le regard sur lui-même. N'y a-t-il pas quelqu'un qui, il y a deux mille ans, a dit: *« aimer son prochain comme soi-même. »* Les prêtres n'ont que trop oublié d'enseigner cette deuxième partie du fondement du message chrétien. Dans ce sens, le regard sur son propre corps malade est souvent très dur.

Une patiente de cinquante-cinq ans consulte régulièrement et attend son rendez-vous avec impatience. Malgré de nombreux traitements, elle traîne une algodystrophie d'un pied depuis cinq ans suite à une fracture sans amélioration. Cette complication douloureuse se rencontre dans des profils psychologiques plutôt anxieux et donc à forte composante psychosomatique. Avant la séance d'acupuncture elle parle de son pied en le désignant pour la Xième fois en ces termes : « *il me fait chier, cet enfoiré* ». Ce coup-là, j'ai bondi de mon fauteuil : *l'enfoirée, c'est toi, ton pied est bien bon de supporter une fumeuse et une emmerdeuse comme toi qui le méprise du matin au soir alors qu'il a la gentillesse de te porter du peu qu'il en est capable. Même si ce n'est que 25 % de ton poids, remercie-le, il est bien courageux et si tu continues à l'insulter, je ne veux plus te voir ; tu fais tout pour ne pas le guérir.* Très surprise d'abord, me croyant réellement irrité, elle a ensuite ri de bon cœur, sachant que son tabagisme sévère n'arrangeait rien.

Il est essentiel de ne pas mépriser une partie du corps douloureux ou malade. Que fait une maman lorsque son petit se fait un gros bobo à un doigt ? Instinctivement elle va porter ce doigt à ses lèvres pour donner un bisou. C'est avec cet élan de tendresse qu'il faut pouvoir considérer chaque région malade sans quoi nous risquons d'être dans le rejet de soi. Cela est vrai jusqu'à une certaine limite. Ainsi le brave Jules quasi centenaire et à qui je rendais visite, me lança : « *tu sais, ma jambe malade, eh bien tu sais, on me l'a coupée* » et voyant mon air attristé, il ajouta en rigolant : « *ah, que je suis bien content qu'elle soit partie, qu'est-ce qu'elle m'emmerdait, celle-là.* » L'exérèse est souvent salutaire, mais c'est un dernier recours. N'oublions pas que le cerveau est toujours présent derrière une douleur et qu'elle peut signifier quelque chose, exprimer un message. Cela n'empêche qu'il faut bien sûr la soulager au maximum.

Ainsi les poupées russes peuvent dévoiler bien des charmes aux patients et permettent aux thérapeutes de glisser bien des suggestions positives.

Marine, trente ans, mariée, pas d'enfant, a subi de nombreuses fibroscopies pour ulcères gastriques récidivants entre l'âge de vingt et vingt-cinq ans. Les traitements médicamenteux amélioraient son état mais actuellement elle souffre de rhinosinusites à répétitions. Par ailleurs, elle présente souvent un herpès labial. Elle a de fréquentes infections urinaires survenant en période de stress ou à la suite de contrariétés importantes. Elle n'a jamais eu de dépression et a une vie professionnelle normale. Un jour, elle présente un début d'orgelet, ce qui lui rappelle que sa mère en faisait régulièrement. Là, elle prend conscience de son mal et ne veut absolument pas devenir comme elle. Elle refuse son orgelet qui disparaît en vingt-quatre heures. À la consultation, elle avoue que sa mère lui a fait passer des années *« abominables, horribles et que depuis son enfance elle a été maltraitée physiquement et psychiquement »*.

Je prends la petite poupée russe qui se trouve sur mon bureau et je la donne à Marine en lui demandant :

– Cette petite fille vient vous trouver et vous raconte l'histoire que vous venez de me dire, que faites-vous ?

Marine (un peu déconcertée et émue) :

– J'essaie de la réconforter, de l'aider, je l'écoute, euh…

– Vous l'accueillez avec des gâteaux et une tasse de chocolat chaud ?

Marine (subitement tout enthousiaste, avec quelques larmes dans le coin des yeux) :

– Mais oui, c'est sûr, je vais lui donner toute la tendresse que je peux et la protéger.

– C'est vous que vous avez entre vos mains. Pouvez-vous l'ouvrir ?

Marine en silence, délicatement, ouvre la poupée et en découvre une plus petite.

– C'est vous aussi. Pouvez-vous l'ouvrir ?

Marine ouvre la suivante avec les larmes qui s'accentuent et les gestes ralentis et découvre la suivante.

– C'est encore vous. Pouvez-vous ouvrir la suivante ? C'est toujours vous !

Marine tient alors l'avant-dernière en mains (par taille décroissante). C'est quasi un bébé. Elle la tient, la touche, la regarde, la contemple et la tourne dans tous les sens. Les poupées sont bleues et particulièrement jolies. Marine, contrairement à bon nombre de patients, ne craque pas même si ses yeux coulent. Elle porte une bague avec un beau saphir et je lui dis alors :

– Désormais, chaque fois que vous regarderez le saphir de votre bague, vous vous rappellerez le bleu de cette belle enfant que vous portez entre les mains et qui est vous-même. Elle a besoin de vous, de votre reconnaissance, de votre protection. Elle est jolie, mignonne et désire s'épanouir dans la vie, protégez-la.

Cette utilisation des poupées russes n'est possible que si le thérapeute met de la sérénité et de la délicatesse dans ses paroles. Une parole n'est jamais une phrase magique, mais c'est l'énergie dont elle est porteuse qui en donnera l'efficacité. Plus un thérapeute mettra de la tendresse, moins il se heurtera aux résistances du patient et plus les confidences libératrices viendront aisément.

Ainsi, les poupées russes laissent toujours dans le cœur du patient une place à l'enfance retrouvée.

Jésus, ce limbologue éminent, un super-Prix Nobel de médecine

Je suis venu pour que vous ayez la vie en abondance

Il y a deux mille ans, Jésus prenait la défense et la protection de la femme adultère. À l'heure actuelle, ces mêmes femmes sont encore parfois lapidées à la surface de la terre. Quelle est la médecine et la psychologie de ce tout grand prophète, sauveur de l'humanité ?

Lors d'un congrès international d'hypnose éricksonienne à Vaison-la-Romaine, un des conférenciers parla des métaphores. L'utilisation de celles-ci est effectivement très fréquente en hypnose. Bien souvent, le fait de raconter une histoire au patient permet de lui glisser un message pour l'aider à effectuer un changement dans sa vie. Par exemple, un agriculteur refusait de se laver, ce qui entraînait des conséquences plutôt désagréables tant pour l'entourage que pour lui-même. Tous les conseils ne servaient à rien. Mais sous hypnose, Milton Erickson expliqua à ce brave homme un peu borné tout l'entretien nécessaire d'un tracteur. Cette comparaison subtilement introduite dans le subconscient entre l'homme et son tracteur libéra le patient de son blocage et il se remit à se laver régulièrement.

Il y a des métaphores qui ont deux mille ans d'existence, ce sont les paraboles du Christ. C'est un premier rapprochement qu'on peut trouver entre l'hypnose médicale et la manière d'aborder les malades de Jésus. Le second est bien résumé par cette remarque du docteur. P. Henry Membourg, hypnothérapeute belge de renom. Il affirmait que ce n'est pas le médecin qui guérit mais

257

bien la foi que le patient a dans son comprimé ou en son médecin. Là aussi Jésus disait la même chose. Très souvent après une guérison miraculeuse, Jésus disait au malade : « *c'est ta foi qui t'a sauvé* ». Ce mot « foi » implique une connotation religieuse, or c'est aussi le fait de croire très fortement en quelqu'un ou quelque chose, c'est donc une force de pensée, une certitude puissante, une profonde confiance. Nous en avons déjà parlé.

La question est de savoir ce qui mobilisait une telle foi chez les malades qui rencontraient Jésus. C'est certainement au moins en partie son regard d'amour et son absence de jugement sur la personne. Un individu qui se sent accueilli, reconnu et aimé au plus profond de lui-même tel qu'il est, peut mobiliser des ressources d'énergie insoupçonnées et influer quasi instantanément sur les fonctions physiologiques du corps. Un des cas de guérisons miraculeuses reconnues à Lourdes, une sclérose en plaques de longue date, en est un exemple. Ce patient, qui circulait depuis des années en fauteuil roulant, fut envahi une nuit par un bien-être profond où il ressentit toutes ses culpabilités et ses angoisses de jeunesse disparaître. Ce fut pour lui, dira-t-il, le premier miracle. Le second, ce fut de constater que le lendemain il pouvait marcher.

Jusqu'où un être humain peut-il être écrasé dans son corps par la culpabilité ? Par exemple, la culpabilité induite par une éducation religieuse excessive est parfois véritablement néfaste à l'équilibre cérébrosomatique… Lorsque l'Église culpabilise autoritairement un de ses enfants, elle gifle son Christ, lui qui a passé son temps à réconcilier les gens avec eux-mêmes. Quand un prêtre vit sans tendresse, il devient un juge sévère qui condamne au nom de Dieu. Les catholiques du genre sectaire et aigris ont poussé des milliers de croyants dans les bras de l'athéisme ou du moins hors de l'Église. Ce processus d'intolérance se retrouve hélas dans toutes les collectivités humaines.

Est-il imaginable une seconde qu'un divorcé remarié, qui reste un enfant de Dieu, soit moins qu'un prêtre pédophile qui bousille un être humain dans son équilibre psychique sans doute pour toute la vie ? Le prêtre peut continuer à communier et être confessé, le divorcé remarié non ! Mieux, si le divorcé tue sa première femme, il sera veuf et pourra alors légitimement se remarier à l'église avec sa deuxième épouse. Il ira en prison, mais ne sera plus sous la menace affreuse de la condamnation éternelle ! Ce poids de la culpabilité est parfois terrible et se retrouve régulièrement lors de l'anamnèse des patients. Elle n'est pas nécessairement d'ordre religieux, mais si elle l'est, c'est d'autant plus anxiogène. Le médecin peut ignorer ce problème, il passe alors à côté d'un soulagement psychique éventuel pour son patient. La question de la foi et des paraboles peut donc faire relire l'Évangile sous un angle différent et plus médical.

Un autre point où l'enseignement du Christ peut interpeller un hypnothérapeute est celui du pardon.

En promenade dans les alpages du massif du Mont-Blanc, je voulus m'arrêter près d'une cabane de berger pour casser la croûte. Hélas, elle était remplie de détritus de touristes. La rage me prit, je me suis mis à râler et j'ai vraiment senti la colère m'envahir. Cet état d'esprit m'imprégnait et durait. Puis, posant les yeux sur le Mont-Blanc que j'avais gravi à dix-huit ans, cette agitation mentale se dissipa aussi vite ; j'allai m'asseoir un peu plus loin et je contemplai cette merveille des Alpes dont la beauté insaisissable me pénétrait de toute part.

La beauté est pour moi une élévation de l'esprit vers le créateur. Redescendu dans la vallée, je ris de ma stupidité de m'être emporté si grossièrement…

De cette petite expérience mentale insignifiante, j'ai gardé en mémoire de ne plus focaliser sur un élément négatif de la vie. Il est préférable d'inciter son esprit à positiver par la recherche d'une sensation agréable ou d'une qualité de quelqu'un ou en donnant une interprétation utile et favorable à un événement. Cela donne de la légèreté dans la vie quotidienne. Ainsi, autant par mon expérience personnelle que professionnelle, je sais à quel point lorsqu'on a été humilié, méprisé, agressé physiquement ou mentalement, on peut nourrir des sentiments de colère, de rage, de rancœur, de haine, voire éprouver le désir de vengeance.

Mais voilà, la haine est au moins aussi nocive pour celui qui la projette que pour celui vers qui elle est dirigée. Elle est autodestructrice. Elle ronge. La personne qui nous a humilié, blessé, harcelé ou qui a cherché à nous détruire, à nous déstabiliser, est omniprésente dans notre tête. On pense à cette personne continuellement, on nourrit pour elle une multitude de pensées négatives. L'agresseur est alors véritablement installé dans l'esprit. On se lève avec lui, on s'endort avec lui, à tout instant, il fait irruption sur l'écran de la pensée, même dans les moments agréables de notre vie. C'est comme si on regardait un film à la TV et à tout instant, le canal change spontanément, on se retrouve avec un film déplaisant ou énervant. Seulement voilà, la télécommande de la pensée, ce n'est pas toujours aussi facile que celle de la TV.

C'est aussi cela, le génie du message chrétien. L'amour porté jusqu'au pardon, cet élan suprême de l'intelligence du cœur, va éventuellement permettre le progrès mental de l'agresseur, mais surtout, il permet à la victime de se libérer totalement de ce dernier qui, dès lors, n'a plus aucune prise ni mentale, ni émotionnelle pénible sur elle. Une agression peut déstabiliser dramatiquement. Celui qui nourrit en lui le désir de paix et de renouveau jusqu'à être capable de pardonner à l'agresseur, est devenu mentalement et spirituellement indestructible.

C'était de cette force spirituelle qu'étaient animés des centaines de milliers de chrétiens livrés à la torture, aux lions, et aux supplices les plus affreux pendant trois siècles par des empereurs romains menacés dans leur pouvoir absolu.

Je me souviens d'un de ces agresseurs terribles qu'on peut rencontrer dans la vie. Ma compagne, psychologue et hypnothérapeute, me conseille alors de répéter tous les matins à l'égard de cette personne : *« je te pardonne et je te laisse partir de ma vie »*. Pas facile à dire vis-à-vis de quelqu'un qu'on souhaiterait puni, écrasé, cassé, ruiné, etc. C'est le besoin de vengeance qui ne donnera jamais qu'une maigre et futile consolation. Cela n'empêche pas que la justice doit être rendue et appliquée énergiquement si c'est nécessaire. Cette simple petite phrase issue d'une décision consciente donne déjà une nouvelle orientation à notre pensée et ouvre une porte sur un nouvel horizon. Bien sûr, cela sera le fruit d'un très long chemin, d'un travail personnel et d'un dur corps à corps avec soi-même. Pardonner avec la « tête » est un premier pas ; le faire avec son cœur en est un autre bien plus audacieux et généreux.

Il en va en amour comme du sport ; il faut des épreuves toujours plus dures pour s'améliorer. L'alpiniste choisit des voies toujours plus difficiles et des sommets toujours plus hauts. Libre à chacun de gravir ou non les sommets successifs de l'amour pour contempler des horizons de plus en plus infinis.

Le pardon, sur lequel se penchent davantage actuellement les psychologues et les psychiatres, est une nouvelle dynamique qui peut être d'une grande utilité dans la construction des relations humaines car il libère le psychisme. Il y a pardonner et pardonner, donner et demander le pardon. L'expression « il faut pardonner » est ridicule, voire impossible, car le pardon est un long mûrissement intérieur qui respecte la liberté de chacun. Le pardon n'est pas une obligation, mais un élan spontané du cœur. Loin de l'acceptation de la médiocrité des fausses paix, des faux pardons issus des compromis qui laissent traîner dans les têtes de vieilles rancunes, le vrai pardon, fruit d'une réelle évolution spirituelle, est véritablement libérateur et permet d'accéder à la perfection de l'amour.

Donc les paraboles, la force de la foi et la profondeur du pardon sont des réalités qui ont toute leur place dans l'ouverture considérable de la médecine moderne à l'étage cérébral.

Les enseignements de l'Évangile du Christ ne s'arrêtent pas là. En de multiples passages, Jésus exprime la nécessité de ne pas juger quelqu'un. Un des grands principes de l'aïkido reflète très bien cet état d'esprit : il s'agit de détruire une agression, mais pas un agresseur. La justice, le jugement et la sanction sont nécessaires afin de protéger les innocents et d'essayer de ramener un individu à un fonctionnement plus normal. Mais lorsque le jugement s'accompagne de haine et de vengeance, il devient nocif. On peut mépriser un acte nuisible, mais pas mépriser un être humain. Porter un regard de compassion sur un malfaiteur, c'est peut-être déjà lui porter secours dans son dysfonctionnement cérébral. On peut dénoncer et sanctionner sévèrement un acte sans pour autant cracher à la figure de son auteur. Jésus a une tendresse considérable à l'égard des pécheurs.

Le terme « péché » n'est-il pas une façon d'exprimer un comportement, une attitude susceptible d'être nuisible à l'individu lui-même ou à la société plutôt qu'une désobéissance à une loi arbitraire ? Le péché est trop souvent associé à un contexte religieux punitif. Il est plus facile de comprendre ce terme si on le compare à une infraction au code de la route. Car après tout, si l'on relit bien les commandements de Dieu, c'est avant tout un code de bonne conduite susceptible de maintenir une organisation correcte de la société dans un esprit de respect mutuel. *Tu ne voleras pas, tu ne tueras pas, tu ne prendras pas la femme de ton voisin, tu ne porteras pas de faux témoignages, etc.* On peut parler de contrainte libératrice, tout comme le code de la route. Ne pas respecter les stops ou les feux rouges risque d'entraîner de lourdes conséquences. Ce code de la route, certainement énervant et excessif à ses heures permet quand même globalement à des millions de conducteurs de circuler sans trop de risques chaque jour. Ces règles religieuses sont donc un code de bonne conduite, la loi étant faite pour préserver l'homme ; mais l'homme n'est pas fait pour se soumettre à une loi qui serait appliquée sans tenir compte du contexte de vie.

Cette relativité de la loi, le Christ l'avait parfaitement comprise. Dans les évangiles, les témoignages ne manquent pas à ce sujet. Dans le contexte religieux plus que sévère, voire sectaire de l'époque où il vivait, il se montra d'une grande tolérance et d'une grande compréhension à l'égard des faiblesses et des misères humaines. Seules l'irritaient sensiblement l'intolérance, l'hypocrisie et la suffisance des religieux et des dirigeants de l'époque. On peut donc affirmer qu'aux périodes sectaires, l'église, en tant que pouvoir temporel, volait le Christ au peuple. La manipulation des consciences au nom de Dieu étouffait la personne dans son besoin vital de tendresse, cette tendresse tellement enseignée par Jésus.

Mais, malgré ses imperfections et sa médiocrité, elle a permis de transmettre un message spirituel puissant qui a nourri l'esprit de bien des générations. Des millions de personnes y trouvent toujours une source d'épanouissement intérieur, un réconfort, un chemin d'évolution personnelle, bref un véritable tonifiant psychique. « Boostées » d'une nourriture céleste indétectable par nos moyens techniques, ces personnes, souvent, n'auront pas besoin de s'asservir à la consommation d'antidépresseurs. Et pour cause puisqu'ils comprennent que le regard du Christ n'est pas celui d'un juge, mais bien celui d'un ami débordant de douceur et de tendresse les appelant à la Vie.

« Ne jugez pas ! », redit sans cesse Jésus. A-t-on idée de se moquer de quelqu'un qui marche dans la rue avec une béquille ? De mépriser un patient qui va être opéré d'une lithiase vésiculaire ou d'un cancer du colon ? Non. Pas plus qu'on ne méprise un malade qui doit subir un pontage aortocoronarien. Alors pourquoi avons-nous tendance à rejeter, critiquer, voire mépriser un être humain dont le cerveau dysfonctionne ? Ce prodigieux ordinateur va subir dès sa petite enfance l'assaut d'une multitude de virus informatiques cérébraux. Il devra affronter des échecs, des déceptions, des malheurs, des chagrins, des abandons, des humiliations. Dans sa réceptivité extraordinaire, il peut être programmé (ou plutôt déprogrammé) par un message de

destruction, de négativisme. Certaines personnes naissent avec une fragilité hépatique, gastrique, d'autres encore présentent une prédisposition aux maladies cardiovasculaires. Eh bien le cerveau, lui aussi, a ses faiblesses et peut être le siège d'agressions. Alors pourquoi avoir un regard de mépris et de condamnation pour celui dont le cerveau disjoncte ?

Le petit enfant qui naît est préprogrammé pour l'amour, pour aimer et être aimé, découvrir, échanger. Il a besoin d'être reconnu, accueilli par papa et maman comme il a besoin d'oxygène et de lait. L'amour est une nourriture vitale. Selon son éducation, sa vitalité intellectuelle et son potentiel énergétique, il trouvera en lui, plus ou moins bien, les ressources nécessaires pour traverser les difficultés de la vie, pour analyser et trier les messages de la société et devenir à son tour générateur de vie, c'est-à-dire un bâtisseur. Plus il y aura d'amour dans la société, moins il y aura de lois et mieux les cerveaux fonctionneront. L'amour est un facteur de bon fonctionnement cérébral.

Jésus en croix dit à son père : « *Père, pardonne-leur, car ils ne savent pas ce qu'ils font.* » Ils ne « savent » pas. Cette méconnaissance qu'il attribue à ses bourreaux révèle son immense compassion pour la race humaine. Cette ignorance les excuse. Sa tolérance et son amour de l'homme intègrent parfaitement les limites et les écarts du cerveau humain. Capable de guérir bien des maladies, c'est au cerveau qu'il est venu apporter la clé de la guérison de bien des maladies humaines, individuelles ou collectives. *Père, je te remercie d'avoir caché toutes ces choses aux puissants et aux sages et de les avoir révélées aux tout petits.* Méditer en silence dans une église, dans un coin de sa maison ou dans la nature n'est pas à la portée des cerveaux encombrés de diplômes et surexcités par le rythme de vie des sociétés modernisées. Cette souplesse de Jésus à l'égard du cerveau humain a quelque chose de relaxant et bienfaisant. Elle est libératrice de nos multiples crispations et de nos différents esclavages. Sa miséricorde est justement cet amour qu'il porte au-delà de nos limites et de nos faiblesses physiques ou mentales.

Le Christ de sœur Faustine, qui rayonne la lumière issue de son cœur sacré, traduit admirablement cette intelligence du cœur sur laquelle se penchent de plus en plus de psychiatres, psychologues et neurologues. L'Église du XXIᵉ siècle ne sera plus celle de l'opium du peuple, mais celle de l'épanouissement et de la libération de chacun à la lumière de l'intelligence du cœur. C'est le chemin qui conduit à une sérénité intérieure d'une densité telle qu'il ouvre effectivement la porte à une dimension surnaturelle. « *Je vous laisse ma paix, je vous donne ma paix.* » Les portes de l'éternité se trouvent bien dans cette paix que le Christ a laissée aux hommes. Reste à savoir si l'intelligence et la haute évolution spirituelle de Jésus suffisent à expliquer l'acquisition de sa puissance à guérir des malades incurables ?

Autrefois, sur les images, les saints étaient auréolés d'une couronne de lumière traduisant très significativement ce rayonnement d'un cerveau spirituellement évolué. Cherchons donc à développer ce tonus mental, facteur de guérison individuelle et sociale. L'heure est à la réanimation spirituelle de l'Occident. L'aspiration à l'amour vibre en silence au plus profond de millions d'êtres qui ont connu le rejet, le mépris, l'injustice, l'abandon, les blessures du corps et de l'esprit. Il est temps de connecter notre ordinateur cérébral à l'Internet divin. Le port Ethernet ou la Wifi que peut constituer la prière du cœur revitalise la matière cérébrale. Ce Dieu Père, tellement pressenti par les grands prophètes du peuple hébreux, ce Papa fabuleux révélé par le Christ, est un véritable turbo pour le cerveau humain. Jésus apporte donc la Vie à notre vie. *« Je suis venu pour que vous ayez la Vie en abondance. »*

À son école, un pauvre, un illettré, un SDF, un prisonnier, un enfant peut devenir bien plus éclairé, plus rayonnant, plus efficace que bon nombre de hauts « gradés » intellectuels de ce monde… Ainsi saint Pierre, apôtre du Christ, pêcheur aux mains rudes, pape serviteur, devenait la pierre sur laquelle s'est bâtie l'église alors que des cardinaux bardés de diplômes prestigieux ne parviennent même plus à garder le troupeau. Ainsi le plus « bête » des séminaristes, Jean-Marie Vianney, le saint curé d'Ars, devint le patron mondial des curés. Confessant, réconfortant, réconciliant, guérissant, convertissant, travaillant et priant jour et nuit, il attira des foules considérables. Ars est devenu aujourd'hui un haut lieu de pèlerinage où chaque année des dizaines de milliers de pèlerins anonymes viennent se ressourcer à la mémoire de ce bien brave saint dont la profondeur, la bonté et l'humilité ont touché tant d'âmes en souffrance. Pendant ce temps, combien d'évêques se sont succédé, ne laissant que de vagues traces. Malgré des études de haut niveau, ces administrateurs des premières places ne peuvent transmettre ce que ce simplet des études théologiques a transmis avec tout son cœur : l'amour du Christ !

Cependant, lorsque la connaissance intellectuelle s'incline et s'agenouille devant Dieu, celle-ci retrouve tout son sens et l'Homme devient alors porteur de la Lumière. L'artisan secret de la destruction du rideau de fer et du mur de Berlin était justement un tel être exceptionnel. Cet homme hors du commun, Jean-Paul II, lorsqu'il baisait le sol d'un pays ou lorsqu'il déposa sous le regard ému du peuple juif et d'une partie du monde, une prière au mur des lamentations à Jérusalem, c'est de cette fusion de cette connaissance et de l'amour divin qu'il était animé. Souffrant et vieilli, écrasé par le poids de sa charge, il a là intensément témoigné de cette Vie que le Christ est venu porter au monde en abondance. Ce billet du Pardon était et est celui de la main tendue, celui de la reconnaissance, celui de la réconciliation, celui qui permet au peuple chrétien de retrouver ses racines et de s'y ressourcer, celui qui permet au chrétien et au juif de se regarder enfin, allégés du poids du passé, et de se dire : je te reconnais, tu es mon frère !

La fraternité donne à la connaissance tout son sens et il n'est pas excessif de dire : *« tout ce qui n'est pas de la fraternité retrouvée est du temps perdu »*. C'est dans cette expression élevée et équilibrée de la vraie communication interhumaine que peut enfin surgir l'harmonie à laquelle chacun aspire au plus profond de son être, c'est-à-dire là où le rendez-vous avec Dieu devient possible.

Jésus dans saint Luc, 18.15-18 :

« Des gens lui amenaient même les bébés pour qu'il les touche. Voyant cela, les disciples les rabrouaient. Mais Jésus fit venir à lui les bébés en disant : « Laissez les enfants venir à moi ; ne les empêchez pas, car le Royaume de Dieu est à ceux qui sont comme eux. En vérité, je vous le déclare, qui n'accueille pas le Royaume de Dieu comme un enfant n'y entrera pas. »

(Luc 18.15-17, traduction œcuménique de la Bible*)*

Troisième partie

Santé et Société

« Si Freud revenait en ce début de XXIe siècle,
il découvrirait une société réduite à des rêveries
consuméristes, sans utopie ni projet. L'absence de sacré,
aujourd'hui comme hier, est dévastatrice ».
« Le problème ici n'est pas le trop,
mais le pas assez de religion ».

Régis Debray, dans *Le Monde*
du samedi 26 novembre 2005

L'oreille, la nutrition et la spiritualité au chevet d'une société malade !

L'organisme doit intégrer, ingérer, assimiler, digérer une multitude d'éléments de nature soit physique, soit chimique lui venant de l'extérieur. Ce travail biochimique nécessitera la présence d'oxygène ; en effet celui-ci sera indispensable aux réactions biochimiques au sein des mitochondries productrices de molécules à hautes teneurs énergétiques, l'ATP. Les voies respiratoires sont donc une porte d'entrée essentielle à la vie. Une voiture ne fonctionne pas sans air, de même un être humain ne pourra pas « carburer » correctement sans oxygène.

La seconde voie d'entrée est le tube digestif avec ses glandes annexes qui nous amène tous les éléments de base nécessaires à la construction et l'entretien de cet organisme vivant qui est en perpétuel équilibre entre processus de construction et de destruction, le métabolisme étant composé d'un versant anabolique et d'un versant catabolique dont l'équilibre variera selon l'âge et les circonstances.

Ensuite arrivent à cet organisme toutes les stimulations nerveuses, physiques ou chimiques, à savoir des ondes sonores, lumineuses, des odeurs, des saveurs et des sensations tactiles. La peau, de par la nature de ses différents récepteurs (mécaniques, thermiques ou algiques) est sensible tant à des facteurs physiques que chimiques. Il y a bien sûr une multitude de stimuli d'ori-

271

gine interne qui ne seront pas abordés ici puisqu'il s'agit de considérer ce qui nous vient de l'extérieur.

C'est donc une question de pur bon sens de prétendre que notre santé va entre autres dépendre de la qualité de l'oxygénation, de la qualité de la digestion et de la qualité de l'intégration cérébrale, c'est-à-dire la qualité de l'air respiré, de la qualité des aliments ingérés et de la qualité des informations nerveuses captées.

À la vue de l'épaississement des couches graisseuses de bon nombre d'individus et de leur silhouette affalée, à l'écoute de cette fatigue chronique dont se plaignent tant de gens, il est à penser que ce magnifique organisme est bien encrassé. Les carburateurs de nos voitures et la qualité du carburant qu'on y met sont traités avec plus de précaution et d'ingéniosité que pour les bipèdes que nous sommes.

Les traités sur la respiration et l'alimentation sont nombreux. Les médecins courageux tentent de rééduquer leurs patients et dénoncent de plus en plus toutes les maladies liées au syndrome métabolique pourvoyeur de tant de maladies. Les agressions du système nerveux sont multiples et variées et ne se mesurent pas directement avec des appareils ou des analyses.

Pourtant, lorsqu'on lit ceci dans la presse médicale, il y a de quoi se poser des questions sur la qualité des entrées nerveuses et digestives (la digestion pouvant influer considérablement sur le fonctionnement cérébral) :

Dans l'hebdomadaire *La Vie* N° 3168 de la semaine du 18 mai 2006, se trouvait un article intitulé : *Voyage à l'intérieur du cerveau*. Les chiffres qui y sont donnés à propos de différentes maladies nerveuses font frissonner :

- *Alzheimer : 860.000 personnes touchées en France,*
- *Parkinson : 120.000,*

- *Épilepsie : 500.000,*
- *Sclérose en plaques : 60.000,*
- *Schizophrénie : 600.000.*
- *Accident vasculaire cérébral : 130.000 victimes chaque année en France, près de 50.000 morts,*
- *Dépression : 600.000 personnes concernées en France chaque année.*

Sans parler du nombre considérable de cancers et du premier tueur dans nos sociétés occidentales, à savoir les pathologies cardiovasculaires, il est évident que le stress excessif et la médiocrité de l'alimentation doivent à eux deux causer pas mal de dégâts dans cette fabuleuse et ultra-complexe usine biochimique qu'est la cellule ! Un professeur d'université de Belgique n'hésite pas à demander à ses étudiants ou aux médecins : « *Qui peut m'expliquer comment le fait de mal mâcher peut entraîner une dépression nerveuse ?* » ou encore de leur expliquer : « *Mangez MacDo et vous aurez des membranes cellulaires MacDo* ».

On comprend que le cerveau qui représente vingt-cinq mille mètres carrés de surface membranaire puisse avoir des difficultés fonctionnelles si ces membranes jouant un rôle capital dans le bon fonctionnement de toutes les cellules, nerveuses et autres, vont être de mauvaise qualité. La perte de souplesse, par exemple, en provenance éventuellement d'une mauvaise alimentation, va « rigidifier » ces membranes et diminuer les échanges qu'elles doivent normalement assurer. Quand de surplus le cerveau est assailli et attaqué par de trop nombreuses entrées agressives, à la longue il ne peut que s'épuiser et finir par dysfonctionner. L'expression « *se faire du mauvais sang* » résume parfaitement cela. Un mauvais mental fait du mauvais sang et une mauvaise ali-

273

mentation fait également un mauvais sang et donc un mauvais mental.

Un patient dont l'entreprise avait brûlé a développé dans les jours qui ont suivi de très grosses perturbations hépatiques avec un teint ictérique sans le moindre facteur infectieux ou toxique associé. De même, il n'est pas rare que des personnes développent une jaunisse suite à une frayeur terrible. Le pauvre foie, cette énorme centrale de nettoyage, de détoxication et de synthèse, doit donc subir les assauts du stress et de la malbouffe. Pauvre cerveau et pauvre foie !

Cette vision n'a pas besoin de s'appuyer sur de grandes études, d'ailleurs souvent subventionnées par de grands noms de l'alimentation, mais bien sur le bon sens, l'observation, l'écoute et l'interrogation quotidienne des patients. Ainsi lorsque l'un d'eux me raconte que le gastro-entérologue lui a affirmé que de larges études n'avaient pas relevé le lien direct entre stress et diarrhée, chose pourtant très probable, ajouta-t-il, je répondis que je n'avais pas eu besoin d'études pour comprendre cela car je me souvenais très bien à quel point la panique de certains examens à l'université s'accompagnait de violentes diarrhées… Il serait temps de limiter les études à l'essentiel, d'étudier leurs limites et de les relativiser davantage afin d'oser observer et affronter les réalités en face.

Les années de pratique me font affirmer sans équivoque que l'acupuncture auriculaire est d'intérêt public par son action « déstressante » puissante et par son effet régulateur sur le système nerveux neurovégétatif dont dépend le bon fonctionnement de nos organes. Effectuer trois à quatre séances par an revient à faire une régulation, un entretien, une rééquilibration du système nerveux central et périphérique. Cette action n'est pas absolue, mais elle reste très bénéfique pour une grande majorité de personnes. En prenant du recul par rapport à tout ce que les patients libèrent au fil des consultations, on peut comprendre à quel point les réalités politiques, sociales, économiques ou les croyances religieuses influencent la santé et notamment l'équilibre nerveux des citoyens.

À une époque de harcèlement administratif (souvent additionné d'incompétence), dans des structures professionnelles où les individus qui prennent un peu de galons tombent dans cette médiocrité de diviser, de mépriser, d'agacer et de presser le personnel pour mieux régner, il serait utile de remettre la considération et le respect d'autrui à l'ordre du jour. Ils sont essentiels pour la solidité d'une collectivité. Il n'est pas difficile de comprendre que la pollution au sens classique du terme (de l'air, de l'eau, de l'alimentation, l'intoxication médicamenteuse de masse, l'excès probable de champs électromagnétiques, etc.), s'accompagne maintenant d'une pollution cérébrale, à savoir ce stress déstructurant pour la matière cérébrale et nocif pour la santé publique, c'est-à-dire y compris pour le rendement économique. Dans l'AIM *(Actualités Innovations Médecine)* n° 122 de janvier 2007 on pouvait lire ceci : « *La dépression quadruple le risque d'accident vasculaire cérébral chez les patients âgés de moins de soixante-cinq ans* » !

L'absence de fraternité est un facteur « dépressogène » et anxiogène considérable. Il serait donc souhaitable d'apprendre aux « petits » et « grands » chefs qui s'enorgueillissent de galons éphémères qu'une équipe soudée et amicale qui vient travailler en sifflotant sa bonne humeur est plus efficace qu'un groupe de salariés démotivés et divisés qui franchissent le seuil de leur entreprise avec des pieds de plomb.

Dans le même sens, on peut espérer redynamiser l'ardeur au travail de chacun, car la valeur de celui-ci se mesure à la générosité qu'on y met. Il n'y a pas de travail inutile ou méprisable, il n'y a que des mentalités pourries : d'une part celle du patron qui tombe dans la tricherie et le mépris de son personnel et d'autre part celle du travailleur qui vient avec paresse et sans honneur effectuer le minimum afin de toucher le maximum en pensant à la fin de la journée et aux vacances prochaines.

C'est pourquoi au cabinet médical on retrouve en consultation, tour à tour, le patron épuisé qui se plaint d'un personnel incompétent ou fainéant, et le travailleur désabusé par les malhonnêtetés et le mépris de sa hiérarchie.

En période électorale, pendant lesquelles certain(e)s candidat(e)s affirment que la sécurité du travail ramènera la sécurité de la famille, il serait bon de rappeler que bien des familles, dans lesquelles chacun a pourtant un travail valable, n'échappent pas à la dislocation et à ce fléau qu'est la dépression. La famille qui devrait être un endroit d'accueil, d'échanges et de ressourcement devient trop souvent un lieu où s'entre-déchirent des membres fatigués et tendus par des atmosphères pesantes au boulot et qui, dès lors, ne parviennent plus à poser l'un sur l'autre un regard de bienveillance. C'est hélas souvent chez soi qu'on se lâche des tensions subies en journée.

En fin de compte, c'est tout un système de valeurs qui est à refondre à la lumière des leçons et des expériences humaines tout au long de l'Histoire.

Je ne pouvais pas relater la richesse neurologique des oreilles de mes patients sans me faire un peu l'écho de ce qu'ils ont déversé dans les miennes, à savoir un surmenage nerveux quasi quotidien. On ne demande pas à quelqu'un de courir sans s'arrêter de Lyon à Paris, car les muscles du commun des mortels ne pourraient soutenir un tel effort. C'est pourtant à cette aberration qu'on en est arrivé dans nos civilisations avec le cerveau des citoyens. Pas de repos, pas de médecine préventive pour le plus noble des organes ! L'excès de stress provoqué par nos sociétés de rendement, de performance et d'apparence, ajouté à l'hyperstimulation sensorielle induite par des agressions publicitaires continuelles, fatigue la matière cérébrale. Les flashs et les spots incessants empêchent l'esprit de contempler, de méditer, de se relaxer et de s'éveiller à la finesse des arts, au savoir-vivre et à l'élévation spirituelle. Or justement cette élévation spirituelle permet une ouverture à une dimension autre que celle des réalités bassement matérielles dans lesquelles nous sommes tombés en esclavage.

Puisse le cerveau limbique des citoyens retrouver l'espérance d'une société en meilleure santé. Celle-ci passe par la santé des citoyens. Cette écologie implique une nutrition saine, un mental équilibré, une éducation intégrant les valeurs de respect d'autrui et une élévation de l'esprit ouvrant à la fraternité. Sur ce point, Jésus, fils de Dieu ou non, est incontestablement celui qui a enseigné, éduqué et témoigné de ce lien « inter humain » splendide avec le plus de force, de noblesse du cœur, d'intelligence et d'amour. Plus que jamais, il est d'actualité. Je remercie ici tous les patients et les amis qui me l'ont fait redécouvrir sous un angle bien plus jeune et tellement plus vivant que celui donné par certains milieux fonctionnarisés dans la foi !

Un grenelle de l'environnement au XIIIᵉ siècle

Pendant le voyage de retour, regardant vers cette planète d'où je venais, en traversant près de quatre cent mille kilomètres d'espace, j'ai brusquement ressenti que l'univers est intelligence, harmonie et amour. Edgar Mitchell, EU.

Il y a un conte chinois qui parle d'hommes venus faire du mal à une jeune fille et qui, à la simple vue de sa beauté, se transformèrent d'agresseurs en protecteurs. C'est ce que j'ai ressenti après avoir vu la Terre pour la première fois : rien n'aurait pu m'empêcher de l'aimer. Taylor Wang, Chine/EU.

Quand un homme voit cela, il ne peut qu'être transformé, il ne peut que mesurer ce que sont la création et l'amour de Dieu. James Irwin, EU.

Cette beauté est faite de nuances subtiles, d'un équilibre miraculeux de teintes resplendissantes et douces. Seul un enfant dans son innocence pourrait appréhender la pureté et la splendeur de cette vision. Patrick Baudry, France.

Je vibre d'émerveillement à la lecture de ce que les yeux de ces astronautes ont vu et contemplé. Quel spectacle où se mêlent le génie humain et sa fragilité, où se confondent la beauté et l'immensité, le temps et l'éternité.

C'est pourquoi à l'heure où l'eau et l'air sont pollués, à l'heure où les poissons nagent dans les sorties d'égouts et de canalisations d'usines, à l'heure où les vaches meurent cirrhotiques à cause des nouveaux modes de nutrition, à l'heure où les cultivateurs sont devenus des producteurs tout comme les éleveurs qui dénombrent leur bétail par des numéros et non plus par un prénom, à l'heure où tant de parents délaissent l'éducation de leurs enfants en préférant les laisser s'abrutir devant des écrans télévisés ou d'ordinateurs, où tant de parents n'ont plus le temps de préparer une cuisine saine, où tant de parents n'ont plus le temps de faire quotidiennement les remarques nécessaires à leur progression, à l'heure où les hommes et les femmes n'ont plus le temps de prendre le temps pour faire l'amour librement et sans chronomètre, il est temps de se poser la question de notre réelle évolution. Autrefois, on parlait d'un enfant bien élevé. Où en est cette élévation ? Ni spirituelle, ni sociale, ni fraternelle, ni environnementale, trop de jeunes grandissent avec l'unique but d'être vu ou de chanter à la TV, d'être PDG et de gagner beaucoup d'argent ou au contraire se laissent tomber dans la lassitude ou le désespoir de vivre dans une société sans lendemain apparent.

Alors plus que jamais résonnent en ce début de troisième millénaire le cantique des créatures et la prière simple du « *poverello* » d'Assise, vibrant appel à l'élévation de l'Homme et au respect de la nature qu'il ne dissocie pas l'un de l'autre. Saint François d'Assise (1182-1226 après J.-C.), tout comme l'astronaute James Irwin, y voit l'amour divin et la profonde unité de chaque chose les unes par rapport aux autres, de chaque être les uns par rapport aux autres. Il s'agit d'une perception sensorielle d'une vibration d'amour qui unit, source de jouissance, de joie, de liberté et de paix.

Voici un extrait du *cantique des Créatures* :

« ... *Loué sois-tu, mon Seigneur, de tes créatures ensemble, et spécialement messire frère Soleil, qui est le jour, et par qui tu nous illumines ; il est beau, et rayonne avec grande splendeur ; de toi, Très haut, il porte signification.*
 Loué sois-tu, mon Seigneur, pour sœur Lune et par les Étoiles ; au ciel tu les as formées claires, précieuses, et belles.
 Loué sois-tu, mon Seigneur, pour frère Vent et pour Air et Nuage et ciel serein, et tous les temps par lesquels à tes créatures tu donnes subsistance.
 Loué sois-tu, mon Seigneur, pour sœur Eau, car elle est très utile, et humble, et précieuse, et chaste.
 Loué sois-tu, mon Seigneur, pour frère Feu, par qui tu nous illumines la nuit : il est beau, joyeux, et vigoureux, et fort.
 Loué sois-tu, mon Seigneur, pour sœur notre mère Terre, qui nous entretient et gouverne, et produit toutes sortes de fruits, et de fleurs colorées et de l'herbe... »

Lors d'une promenade, saint François d'Assise fit cette exclamation : « *Notre sœur l'eau !* » dit-il en s'approchant du torrent. « *Ta pureté chante l'innocence de Dieu.* »

Quelle transparence de la connaissance, quelle unité avec la Terre que procure cette intimité du cœur d'un homme avec son Dieu ! On se trouve ici bien au-delà du simple respect des choses ou des gens. Il s'agit d'un élan d'amour sans cesse renouvelé et entretenu par la méditation et la louange.

De même la prière simple va dans ce même sens avec une impulsion d'amour d'une telle intensité qu'il bannit toute forme d'égoisme et de sectarisme. La fraternité atteint ici une valeur si élevée qu'on peut comprendre qu'un tel don de soi irrite au plus haut point nos égocentrismes modernes.

Une telle générosité du cœur est émouvante :
« Seigneur, fais de moi un instrument de ta Paix :
Là où est la haine, que je mette l'amour.
Là où est l'offense, que je mette le pardon.
Là où est la discorde, que je mette l'union.
Là où est l'erreur, que je mette la vérité.
Là où est le doute, que je mette la foi.
Là où est le désespoir, que je mette l'espérance.
Là où sont les ténèbres que je mette ta lumière.
Là où est la tristesse, que je mette la joie.
Oh Maître, que je ne cherche pas à être consolé mais à
consoler,
à être compris mais à comprendre,
à être aimé mais à aimer,
car c'est en donnant qu'on reçoit,
c'est en s'oubliant qu'on trouve,
c'est en pardonnant qu'on est pardonné et
c'est en mourant qu'on ressuscite à l'éternelle vie. »

L'écologie, nous dit *Le Petit Robert,* est l'étude des milieux où vivent les êtres vivants ainsi que des rapports de ces êtres entre eux et avec le milieu. Puisse l'écologisme moderne s'inspirer de cet émerveillement fougueux du saint d'Assise. Je ne doute pas que les chrétiens silencieux qui récitent et méditent ces merveilleux textes participent humblement à la défense et à la construction d'un monde plus pur. Puisse l'acupuncture auriculaire trouver toute sa place dans une médecine plus écologique qui intégrera toute la dimension humaine et spirituelle de chacun !

L'aiguille, un chemin de guérison

L'être humain ! *Le petit Robert* définit le mot humain comme ce qui est compréhensif, compatissant et par extension, bon, généreux, indulgent, sensible.

L'animal est-il inhumain ? Que d'enfants ou de propriétaires d'animaux savent à quel point l'animal peut avoir des expressions humaines dans ses manifestations affectives. À l'inverse, jusqu'où l'homme peut-il tomber dans la bestialité lorsqu'il tombe notamment dans un besoin de domination et de pouvoir sans merci ?

Ainsi ce caractère humain implique non seulement l'aspect humanoïde mais également ce tempérament affectueux et bon qui génère l'équilibre d'une personne et l'unité dans la société. Notre cerveau est « caressé » par cette dimension humaine et nous avons vu combien le système nerveux limbique influence la perception et l'analyse de toutes les informations qui nous viennent de notre propre organisme et du monde extérieur et nous avons vu combien il influence les réponses cérébrales et périphériques qui seront données à ces informations.

Voilà pourquoi en ces temps modernes de haute technicité médicale, on ne dira jamais assez que passer à côté de cette réalité physiologique de l'« humain » constitue une erreur médicale grave. L'humain, être humain, rester humain, devenir plus humain doit être une obsession permanente chez tous les médecins. Il n'y a pas besoin d'être un psychologue érudit ou un psychiatre chevronné pour intégrer cette dimension. Il est facile de prendre la pression artérielle, il n'est pas plus difficile de prendre le pouls cérébral en demandant gentiment au patient si les relations sont bonnes sur les plans familial et professionnel. Rien que cette petite question montre déjà qu'on accueille une personne et non un objet mécanique ou un client de passage.

Pour être scientifique faut-il que les choses soient compliquées? Et plus sont-elles complexes, plus sont-elles crédibles? De même, pour qu'un traitement soit efficace, doit-il être le plus alambiqué, le plus impressionnant ou le plus cher possible? L'orgueil humain supporte mal l'efficacité dans la simplicité. « C'est trop simple pour être vrai… » Pourtant la sobriété n'est-elle pas la sœur du talent?!

Toute la magie du médecin avec son aiguille s'est enfouie dans l'encombrement de techniques remarquables et efficaces mais souvent utilisées trop précocement et parfois même abusivement. Nous avons oublié que le corps possède ses mécanismes de régulation, de guérison, de régénération et qu'il faut tenter de les relancer avec le moins de brutalité possible car cette prodigieuse machine cérébrosomatique est résistante mais également ultrasensible, sans compter qu'elle est loin d'avoir livré tous ses secrets. Une attitude trop interventionniste médicalement ou chirurgicalement sera vécue comme une agression.

Alors voilà, l'acupuncture française, l'auriculothérapie, cette jeune et dynamique sœur de l'acupuncture chinoise, vient nous apporter un précieux outil thérapeutique au moyen de simples petites aiguilles qui seront laissées en place d'une demi-heure à quelques jours selon le modèle utilisé.

Oui! Un seul outil thérapeutique: l'aiguille, une aiguille sans aucun produit, sans aucun artifice, une aiguille tenue par deux ou trois doigts, ceux d'un médecin qui va l'enfoncer de quelques millimètres dans la peau de son patient ici et là pour induire une stimulation, pour envoyer un message. Dans ce geste thérapeutique, il ne détient qu'une partie du secret, le patient en détenant l'autre. Le praticien initie le travail, l'aiguille fait le sien et le patient fait le reste. C'est là la merveille et le mystère de cette relation acupuncturale.

Est-ce scientifique ? Est-ce scientifique de donner treize médicaments à un malade alors qu'il est impossible de prévoir les différentes interactions susceptibles de se produire entre eux, notamment au niveau des différents cytochromes du foie ? On sait aujourd'hui qu'il est impossible de savoir réellement ce que l'on fait lorsqu'on donne plus de trois médicaments, tout comme on sait qu'il existe de grosses différences d'ordre génétique dans la capacité de métaboliser un médicament. Cela signifie clairement que la toxicité des drogues varie énormément d'un individu à l'autre.

Est-ce donc scientifique de prescrire des médicaments de façon standard sans tenir compte de ces variations personnelles ? Est-ce scientifique de présenter aux médecins des nouveaux médicaments prétendus encore plus efficaces et encore plus dépourvus d'effets secondaires que les précédents, multiples études à l'appui…, et de voir ces mêmes médicaments retirés du marché peu de temps après. Est-ce scientifique de prescrire du Tamiflu à la légère et d'en faire des réserves nationales en cas de mutation du virus de la grippe aviaire lorsqu'on lit dans la très sérieuse revue *Prescrire* de juin 2007 ceci : « *Les observations de troubles neuropsychiatriques graves et parfois mortels liés à l'oseltamivir (Tamiflu) sont de plus en plus nombreuses, en particulier chez les enfants et les adolescents : comportements suicidaires, hallucinations, convulsions, délires, troubles extrapyramidaux, etc.* » Est-ce scientifique de faire de la médecine préventive sans se soucier de l'équilibre limbique des sujets ? Est-ce scientifique de baser un traitement chirurgical sur une radiographie qui vous révèle une arthrose bien plus importante sur le genou droit que sur le gauche alors que le patient se plaint surtout de ce dernier *(« oui mais docteur, c'est le gauche qui me fait très mal »)* et de s'arrêter à cette image radiologique qui ne dit rien sur les tensions tendinomusculaires génératrices de douleurs parfois considérables alors que de simples manipulations ostéopathiques suffisent souvent à restaurer un fonctionnement articulaire plus physiologique. Faut-il uniquement des images et des appareils pour pratiquer ? Où sont le bon sens, l'intuition, l'observation, l'écoute, le toucher du patient et l'ouverture d'esprit ?

En acupuncture auriculaire, les résultats sont là. Ils s'appuient sur un très grand nombre de consultations dont les patients se font l'écho par le biais du bouche à oreille. Bien sûr qu'elle ne soigne pas tout, qu'elle a ses limites et ses échecs, mais les connexions du pavillon auriculaire avec les voies nerveuses de la douleur et son impact régulateur sur le cerveau limbique font d'elle une technique médicale particulièrement utile et efficace. Bien sûr qu'il y a des auriculothérapeutes qui rendent la technique plus compliquée et plus rébarbative qu'elle n'est, alors qu'elle est très amusante à pratiquer. Alliée à l'acupuncture chinoise, elles procureront toutes deux aux médecins plus d'un atout surprenant.

Puissent les médecins praticiens de ces deux techniques jumelles s'enrichir les uns des autres et se débarrasser des encombrements intellectuels des théoriciens et des esprits compliqués.

Il faut dire aux médecins curieux et interpellés : *« allez-y, piquez, essayez, osez, apprivoisez ces petites aiguilles qui n'attendent que vous pour soulager les malades, enfoncez-les juste de quelques millimètres dans la peau, cette interface extraordinaire. Souvenez-vous simplement qu'en posant votre main sur le corps, la tête ou l'oreille de votre patient, sous la peau de celui-ci se cachent des millions de récepteurs nerveux, des capteurs sensibles à votre propre vibration. Osez la douceur. Cette douceur n'est pas de la mollesse, c'est une main guidée par un esprit bienveillant. »*

En ce monde où les symboles et les emblèmes restent omniprésents, les médecins pourraient se rappeler que l'aiguille est le symbole clé de l'art de guérir. L'aiguille symbolise par excellence l'outil du médecin dans le caducée que certains cachent timidement dans la portière de leur voiture et que d'autres arborent ostensiblement. Alors aiguille en main, il est souhaitable que les médecins retrouvent la fierté de leur caducée et de leur belle profession.

Au début, il suffit d'acheter quelques aiguilles et de piquer une pomme, une orange ou une oreille en caoutchouc telle qu'on en trouve dans les firmes de matériel d'acupuncture. Il faut regarder l'aiguille, la toucher, l'essayer pour abandonner les appréhensions éventuelles et laisser venir la curiosité d'aborder un autre mode de traitement. Elle n'a rien de mystérieux, elle est faite pour être utilisée, pour être enfoncée de quelques millimètres et révéler une action surprenante et inattendue. Pourquoi tant de médecins résistent-ils à cette envie trop longtemps contenue de tenter cette approche très physiologique car réflexologique ?

L'aiguille a-t-elle une action inconnue, suscite-t-elle un effet placebo, entraîne-t-elle une action thérapeutique de type pharmacologique, neurophysiologique, énergétique, électrique ou électromagnétique ou autre… ? La disposition mentale du médecin influe-t-elle sur l'efficacité de l'acte posé ? Toutes ces questions ont-elles un sens? Qui peut prétendre à une précision infaillible ou à une science médicale rigoureusement exacte appliquée avec une connaissance exacte de tous les gestes qu'il pose?

Il faut avoir vu un neuroradiologue et un neurochirurgien donner un avis fort divergent sur la présence ou non d'une hernie discale sur la base des mêmes clichés d'IRM. Où est dès lors la prétendue précision tant exigée à l'égard des médecines douces? Dans le même sens, pour une pathologie lombaire d'un patient donné, un neurochirurgien peut poser une sanction chirurgicale formelle et un autre peut l'infirmer tout aussi fermement. Ces situations sont courantes, normales, logiques et inévitables. Tous ceux qui réclament des études devraient relativiser leurs exigences lorsqu'on apprend qu'un certain nombre d'entre elles sont erronées, tronquées, voire manipulées et faussées volontairement. Nécessité de résultats et de publications oblige… C'est ce que révèlent aujourd'hui les études sur les études.

Face à ces limites des techniques, face à toutes ces imprécisions et face à toutes ces parts d'inconnues, l'humilité reste de mise. Pourquoi se faire soigner régulièrement, en cachette, par acupuncture et le lendemain aller opérer des patients pour des indications semblables sans jamais conseiller cette approche thérapeutique, voire pire, la dénigrer? La question de l'effet placebo est dépassée car, comme nous l'avons vu, cet effet est inéluctable et l'aborder comme une réalité « ascientifique » est illogique puisqu'il est en étroite relation avec la composante limbique, ô combien puissante, du système nerveux central.

Pour ma part, cet effet devrait être bien plus important lorsqu'on consulte un grand professeur d'une université parisienne qu'auprès d'un petit acupuncteur de banlieue. Si ce n'est pas le cas, c'est regrettable et il est à supposer qu'il manque à l'éminent spécialiste une note sur les gammes de la santé pour favoriser « limbiquement » le traitement prescrit à son patient. Il n'y a pas de « placebologue » mais celui qui utilise le moins d'« artifices » possible grâce à la mobilisation des facultés limbiques est le plus proche du respect des équilibres physiologiques du patient. Le « *c'est ta foi qui te guérit* » du Christ témoigne de sa connaissance de cette puissance du mental pour bousculer positivement l'organisme vers la guérison. En termes de « placébothérapie », c'est remarquable et médicalement parfait.

Personnellement, je n'ai ni bistouri ni cette foi pour soulager mes patients, simplement de petites aiguilles que je pose avec empathie sur eux. Cette simplicité apparente d'action me permet souvent d'aller faire une véritable laparoscopie du psychisme du patient. Ma propre sensibilité et surtout l'écoute de celui-ci lui donnent ce réconfort de la sensation d'avoir enfin été accueilli et compris. Que cette empathie et l'intention réelle du médecin aient une influence ne fait aucun doute. Le cerveau analyse des milliards d'informations au départ d'innombrables récepteurs. Jusqu'où va cette réceptivité électronique non seulement du cerveau mais aussi de chacune de nos cellules puisqu'on sait qu'il y a tout un champ électrique et électromagnétique qui entoure le corps. Donc bien au-delà d'une action de nature neuroréflexologique et de la libération d'endorphines déclenchées par la puncture acupuncturale, il pourrait bien y avoir une action sur ces champs. L'aiguille travaille au niveau de la peau, cette peau qui sépare le milieu interne propre à nous-mêmes du monde externe dans lequel se projette notre propre rayonnement.

Dépassant l'aspect neurophysiologique de l'acupuncture, il serait bon de citer à l'attention de chercheurs curieux le professeur Régis Dutheil, hélas décédé, professeur de physique et de biophysique à la faculté de médecine de Poitiers, dans son livre *La médecine superlumineuse*: « *Elle (l'acupuncture) s'adresserait directement au corps électrique [...] On croit d'ordinaire qu'il faut des quantités importantes d'énergie pour produire un effet visible. Il n'en est rien. Des courants électriques très faibles peuvent avoir une action considérable. Un flux d'électrons circulant entre les différents points d'acupuncture pourrait fort bien être la fameuse énergie dont parlent les Chinois.* »

Partant de cette notion d'électricité, il relève cette face gravement sous-estimée de la maladie, à savoir que : « *Toute déficience d'un organe va produire une modification de l'intensité du courant électrique produit par cet organe [...] En plaçant un corps conducteur – une aiguille – sur un de ces points, on modifie sa conductivité [...] Par interaction, l'organe malade [...] va rétablir son activité électrique normale et son fonctionnement habituel. Notre corps électrique possède une circulation qui n'a rien à voir avec la circulation sanguine.* »

Cette approche doit être au cœur des recherches médicales, notamment en cancérologie, car cet aspect électrique et électromagnétique de la matière permettra de mieux comprendre le comportement des molécules de la vie.

L'acupuncture chinoise, auréolée aujourd'hui par l'auriculothérapie de Paul Nogier, a donc gardé toutes ses lettres de noblesse. Il est temps de les sortir des tiroirs de vieux meubles antiques et de dépasser la tradition pour les mettre à l'heure de la médecine du XXIe siècle. Celui qui reste prisonnier des enseignements classiques se prive de bien des possibilités. Piquer, c'est déjà réguler et point n'est besoin d'utiliser les plus grosses aiguilles possibles.

Très souvent, dans la pratique médicale quotidienne, le médecin rencontre des cas où il va lui sembler piétiner, s'embourber ou tourner en rond. C'est alors la farandole des consultations et des traitements qui se succèdent sans grand succès. Puis quelques aiguilles modérément piquantes pour le patient mais fort irritantes pour certains confrères, viennent dénouer la situation.

Oui, toute la potentialité de l'aiguille reste à découvrir ! L'acupuncture traditionnelle chinoise est largement répandue. Beaucoup de médecins sont heureux d'avoir trouvé auprès d'elle des possibilités supplémentaires de traitement. Cependant un bon nombre d'entre eux vont rester sur leur faim alors que d'autres finissent par se lasser de raisonnements compliqués, enseignés par des professeurs dogmatiques qui s'encombrent d'un intellectualisme stérilisant pendant que leurs confrères chinois ne se tracassent pas de savoir si la théorie colle à leur pratique qu'ils savent efficace.

Tous ces confrères partiellement déçus découvriront dans l'acupuncture auriculaire un nouveau souffle et même une belle cerise sur le gâteau. L'acupuncteur qui comprendra que l'oreille vaut bien plus qu'un petit séminaire glissé dans une formation académique de trois ans, y trouvera le couronnement de son art acupunctural. Mieux ! Si l'acupuncture chinoise et française entre vraiment dans les traitements médicaux des médecins généralistes et spécialistes, dans les cabinets privés et dans les hôpitaux, les patients se porteront mieux, se rétabliront plus rapidement et le déficit de la sécu s'en trouvera soulagé. On peut aussi rappeler ici que cette remarquable neuroacupuncture qu'est l'auriculothérapie, va exercer à moyen terme un effet de psychothérapie par elle-même. Elle accélère également les psychothérapies et potentialise souvent l'action des benzodiazépines et des antidépresseurs. À une époque de stress et de dégradation de l'équilibre nerveux des citoyens, cette technique auriculaire tombe vraiment à-pic!!!

La médecine moderne permet de réaliser des prouesses techniques, des actes médicaux et chirurgicaux tout à fait remarquables dont bénéficient chaque jour des millions de gens. Bien aveugles sont les thérapeutes diplômés ou autoproclamés qui dénigrent cette réalité sous prétexte d'écologie ou de naturopathie idéologique.

En médecine, comme ailleurs, il existe des petits trésors bien trop méconnus. L'acupuncture auriculaire est sans doute un des plus précieux de ceux-ci. Pour les individus tombés dans le cul-de-sac d'un matérialisme excessif, la valeur d'un trésor se mesure par sa taille, son éclat ou sa valeur financière. Pour une multitude silencieuse de gens, la tendresse d'une mère, le sourire d'un enfant ou la beauté de la nature par exemple, peuvent représenter des éléments de la vie bien plus riches que ces trésors quantifiables.

Le pavillon auriculaire qui a été trop longtemps négligé au profit des structures très complexes de l'oreille interne, ne laisse pas apparaître sa richesse en fibres et récepteurs nerveux. C'est cette richesse d'innervation qui en fera un trésor pour des médecins capables d'oser un geste thérapeutique avec une aiguille comiquement si petite mais tellement efficace. L'oreille externe pourra émouvoir et émerveiller tous ceux qui sauront dépasser les clivages et les préjugés où ils ont pu être enfermés. Ils trouveront la joie de travailler avec une technique déconcertante par sa simplicité apparente, ce qui laisse par ailleurs présager de toute sa subtilité. Ils seront gratifiés d'avoir pu passer là où d'autres auront calé avec un arsenal ô combien impressionnant mais trop bruyant pour accéder aux partitions du cerveau limbique…

Épilogue

Jamais aucune université ne pourra enseigner l'intelligence du cœur. Jamais aucun système politique ne pourra imposer la douceur, la tendresse, la simplicité, la pureté ou la générosité du cœur. Cela s'apprend dans les bras d'une mère, dans le regard d'un père, dans l'accueil d'un ami. Cela s'éveille à tout âge, cela se travaille par la lecture, la méditation, l'observation de la nature et l'émerveillement de la vie. Cette intelligence prodigieuse et ô combien épanouissante trouvera son mûrissement dans l'élévation spirituelle et touchera la perfection dans le cœur à cœur avec le Christ.Les Évangiles en détiennent le secret. Bienheureux ceux qui y puiseront la sève spirituelle.

À l'intention de ceux qui exècrent subtilement ou ostensiblement le christianisme, je tiens à terminer en citant ces quelques lignes de Patrick Poivre d'Arvor dans son magnifique livre *Une France vue du ciel* réalisé avec Yann Arthus-Bertrand et paru aux Éditions de La Martinière.

Il s'agit d'un commentaire à côté de la photo intitulée *Vézelay, colline éternelle* et montrant la splendide basilique romane : « *Il faut avoir assisté, un dimanche matin, à la messe à Vézelay… Que l'on soit chrétien ou non, peu importe. On est au cœur de l'homme. On rentre dans son cœur, dans son propre cœur, pour y chercher des motifs de consolation ou d'espoir. Je suis admiratif de ce que nous ont légué nos ancêtres… Je me demande si nous sommes capables, nous, de laisser à nos descendants quelque chose d'aussi pur… »*

Ce travail a été écrit avec le vif souhait de témoigner au plus grand nombre (même à des sourds endurcis…) de ce petit outil tout à fait remarquable qu'est l'auriculothérapie qui s'intègre parfaitement dans ce concept d'une médecine, non de la maladie mais de la Santé bien malmenée en ce début du troisième millénaire. Cela a été fait dans un esprit de transparence avec le désir de me montrer et de me « livrer » naturellement et spontanément tel que je suis avec le fruit de mon expérience professionnelle et personnelle, sans comédie, sans hypocrisie.

Mes propres blessures et ma foi chrétienne sont l'engrais qui a permis l'éclosion de cette notion de limbologie parfaitement adaptée à cette merveilleuse technique acupuncturale qui exerce une régulation neurophysiologique influençant très favorablement notre équilibre cérébrosomatique. Ma « nutrition » spirituelle et mes plaies de « l'âme », cicatrisées ou non, se sont ici, articulées avec le pavillon auriculaire. Comme mes heureux confrères auriculothérapeutes, j'en connais personnellement les avantages, et j'en constate quotidiennement les nombreux et variés bienfaits.

Au risque de déranger, c'est cependant dans l'intégration de ces différents éléments de la vie que le médecin sera vrai et authentique, porteur et défenseur de ce trésor insondable qu'est la Santé, avec les pâles reflets de ce rêve issu du cœur pur d'un enfant de la nature qui bien naïvement voulait faire comme les apôtres de Jésus : guérir !

Table des matières

Préface 7
Prologue 9
Introduction 13
Historique et perspectives 21

Première partie - L'auriculothérapie pratique 45
L'acupuncture auriculaire, véritable neuroacupuncture 47
Le langage populaire parfois plus précis que le jargon médical .. 50
La nouvelle anamnèse médicale, l'anamnèse médicolimbique ... 55
L'oreille, un clavier de l'ordinateur cérébral 64
Le matériel en acupuncture auriculaire (auriculothérapie) 70
Instruments de détection d'un point 72
Stimulation des points et fréquence de traitement 73
Degré de précision 79
Liste des points utilisés 82
Choix des points, schémas thérapeutiques 87
Indications et résultats 105
Précautions et complications 112
Interrogations et pertinence d'études potentielles 114
Suicide des 30 à 60 ans 119
Un bébé très attendu 122
Quand le thérapeute s'amuse 125
La joie d'aider, le plaisir de travailler 128
Quarante-deux anesthésies générales 135
Les cicatrices toxiques 138
Informer les confrères, une autre histoire ! 143
Les massages auriculaires 148
L'auriculo-hypnose 151
Rappel et dernières recommandations 157

De l'aiguille au cœur de mes patients

Deuxième partie - La limbologie 177
Cas cliniques 179
Des blessures affectives à la limbologie 182
La porte d'à côté 214
Cas cliniques dans le cadre de l'influence limbique 223
Ces placebos qui dérangent 227
C'est nerveux, c'est dans la tête ! 238
Zizou pète un câble ? 244
Les poupées russes 248
Jésus, ce limbologue éminent, un super-Prix Nobel de médecine 257

Troisième partie - Santé et société 269
L'oreille, la nutrition, l'évangile au chevet d'une société malade . 271
Un grenelle de l'environnement au XIIIe siècle 278
L'aiguille un chemin de guérison 282

Épilogue 293

Photocomposition
Nathalie Costes Nghien

DÉPÔT LÉGAL
novembre 2009
réédition mars 2016

Imprimé par Books on Demand GmbH, Norderstedt, Allemagne